U0129488

名老中医
张晋峰
谈妇科疾病

张晋峰　王瑞霞 ◎主编

中国健康传媒集团
中国医药科技出版社

内 容 提 要

本书按照中医妇科学理论，以女性特有的疾病为纲，分为经、带、胎、产、杂病篇，以及女性计划生育的调护及养生保健六部分，用问答的形式，以通俗易懂的语言讲述女性健康的生活调护，以期为广大女性提供正确的养生知识，并指导其妇产科疾病的正确就医及调护。

图书在版编目（CIP）数据

名老中医张晋峰谈妇科疾病 / 张晋峰，王瑞霞主编 . —北京：中国医药科技出版社，2024.5

ISBN 978−7−5214−2774−5

Ⅰ . ①名… Ⅱ . ①张…②王… Ⅲ . ①中医妇科学 Ⅳ . ① R271.1

中国版本图书馆 CIP 数据核字（2022）第 022418 号

美术编辑 陈君杞
责任编辑 樊 莹
版式设计 友全图文

出版 **中国健康传媒集团** | 中国医药科技出版社
地址 北京市海淀区文慧园北路甲 22 号
邮编 100082
电话 发行：010−62227427 邮购：010−62236938
网址 www.cmstp.com
规格 710 × 1000 mm $^1/_{16}$
印张 12 $^1/_2$
字数 205 千字
版次 2024 年 5 月第 1 版
印次 2024 年 5 月第 1 次印刷
印刷 天津市银博印刷集团有限公司
经销 全国各地新华书店
书号 ISBN 978−7−5214−2774−5
定价 **39.00 元**

获取新书信息、投稿、为图书纠错，请扫码联系我们。

编 委 会

主　编　张晋峰　王瑞霞

副主编　薛勤梅　赵淑英　蔡庭筠

编　委　（以姓氏笔画为序）

马　晶　王　娇　王　越　王云梦

王芳芳　王金平　王倩倩　田秀秀

成　欣　任宇玮　李昕芹　李晓丽

杨文丽　武淑俊　贾亚楠　康岩芳

前言

张晋峰，主任医师，第五批、第六批全国名老中医药专家，国务院特殊津贴专家，研究生导师，山西省名医，三晋英才高端领军人才，山西省跨世纪中医妇科后备学科带头人。从事中西医妇科临床、教学、科研工作四十余年，现任山西省中医院（山西省中医药研究院）妇产科主任。

张晋峰临床诊治疾病强调辨病与辨证相结合、治病与防病相结合、中医与西医相结合、内治与外治相结合，且非常重视治未病。张晋峰临证选方用药具有组方精良、用药精妙、主次分明、量宏力专的特点。张晋峰特别注重对患者的健康宣教，每每在诊疗结束后对患者进行简单的科普宣教，鼓励患者在疾病治疗过程中坚持生活方式的调适以促进疾病早日康复，并告知患者相应的预防措施，以防疾病治愈后复发。

在临床工作中，张晋峰发现许多患者对疾病及调护所问的问题都颇为相似，故而有感而发，想到把这些常见问题汇总起来，以问答的形式编写成书，以期对患者了解疾病有所助益。同时，亦希望广大女性朋友可通过阅读本书，了解妇科常见病的发病相关因素，常用筛查、检查方法，常规治疗手段，以期指导疾病的预防及诊治，达到"未病先防，已病防变"之目的。

本书编者均为从事中西医结合妇科临床一线工作的医务人员，在繁忙的临床、科研和教学工作之余完成了本书的编写工作。全体编者均以高度认真负责的态度参加了本书编写工作，但由于编写时间仓促且涉及众多细分领域，加之编写人员思维方式、知识层次、经验积累存在差异，因此书中难免存在不足之处，敬请广大读者给予批评指正！

本书从策划到付梓，得到了中国医药科技出版社的大力支持，编辑针对本书的内容提出的中肯意见，在保证本书的通俗性、易懂性、生动性、趣味性、全面性等方面做出了贡献，在此表示真诚的感谢！此外，特别感谢赵若汐编辑为本书创作了许多与文字相得益彰的精美插图！同时，还要感谢热心的患者们，他们也对本书的编写给予了无私的帮助。

编　者
2024年5月

目录

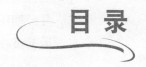

第二部分　带下篇

第三部分　妊娠篇

第一部分

月经篇

第一章　月经的生理特点

一、什么是月经？

月经是阴道规律性、周期性出血，是女性一生中要经历的必然的生理过程。

中医学认为月经是子宫定期排泄的血性物质，是女性性成熟的一个重要标志。因其有规律、有信征地每月来潮一次，故又称为"月水""月事""月信"等。西医学认为月经是伴随着卵巢的周期性变化而出现的子宫内膜周期性脱落和出血。月经被老百姓俗称为"大姨妈"。

一般情况下，健康女性到了14岁左右，月经即开始来潮。月经的第一次来潮，称为初潮。月经初潮的年龄受气候、地区、遗传、体质、营养等因素的影响，可提前或推后。我国女子第一次来月经的年龄，早者可为11周岁，迟者可至16周岁。如果女子16岁仍未初潮，就应该引起重视，必要时就医，以排除女性生殖系统疾病导致的初潮不至。

大多数女性在49岁左右月经自行停闭，月经完全停止12个月及以上称为"绝经"或"断经"。我国女性的绝经年龄大约为45～55岁。

有少数女性月经来潮规律较为特殊，但是亦属生理情况，而非病理情况。中医学把每2个月来潮一次，称为"并月"；每3个月来潮一次，称为"季经"或"居经"；月经一年一行，称为"避年"；终身不行经而能受孕，称为"暗经"。以上几种均属于特殊情况，在临床中较为少见。

二、月经周期、经期多少天算正常？

正常月经具有规律周期性。

月经周期平均28天左右，但21～35天亦属正常范围，因此，偶尔出现月经提前或推后7天以内，不用特别紧张。

月经经期正常为3～7天，多数在4～6天，平均为5天。

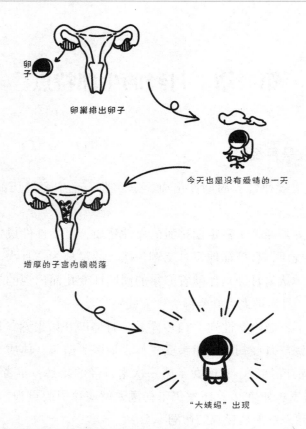

卵子

卵巢排出卵子

今天也是没有爱情的一天

增厚的子宫内膜脱落

"大姨妈"出现

🪷 三、每次月经的正常经量是多少?

女性一次月经期间总的失血量称为经量。通常单日经量第1天最少,第2天最多,第3天较多,随后几天逐渐减少。

可通过月经期卫生巾的使用量大概估计经量是否正常。正常的卫生巾用量是平均一天更换4~5次,每个月经周期不超过2包(每包按10片计)。若整个经期使用3包卫生巾还不够,且每片卫生巾差不多都是湿透的,则属于经量过多。

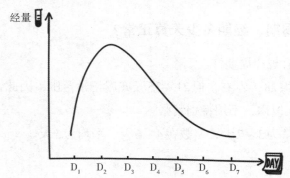

四、来月经前会出现什么不适症状吗? 正常吗?

女性来月经前,身体表现出的症状因人而异。在来月经前,有些人身体不会出现任何的不适;有些人则会出现一些经前期综合征的表现。

经前期综合征是指女性在月经来潮前出现恶心、呕吐、下腹坠胀、腰酸、腰痛、乳房胀痛等症状,甚至伴有失眠、焦虑等表现。经前期综合征多系月经前女性体内雌激素、孕激素水平的改变所引起,月经来潮后,症状多可逐步缓解。

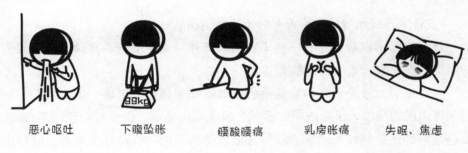

| 恶心呕吐 | 下腹坠胀 | 腰酸腰痛 | 乳房胀痛 | 失眠、焦虑 |

经前期综合征

五、什么是围绝经期? 围绝经期月经有什么表现?

围绝经期是指女性绝经前后的一段时期(从45岁左右开始至停经后12个月内的时期),包括从接近绝经出现与绝经相关的内分泌、生物学变化和临床特征起,直至最后1次月经后的1年。

围绝经期一般在44~54岁。随着年龄的增长,女性卵巢功能会迅速下降,进而导致雌激素分泌减少。进入围绝经期的女性可能会发生月经的改变,如周期紊乱、经量变化、经期改变等。部分女性表现为停经一段时间后发生子宫出血,出血量、出血时间与雌激素作用的持续时间及撤退速度有关。

| 雌激素分泌减少 | 月经周期紊乱 | 经量减少 | 子宫出血 |

围绝经期症状

✿ 六、月经期出现下腹憋胀、腰酸、乳房胀满等表现，正常吗?

大多数女性在月经期没有任何不适的表现。部分女性月经前及月经期有轻微的腰酸、腰困、下腹憋胀、乳房胀痛等表现，甚至伴随情绪变化，多属正常现象。但是，若月经期出现了严重的下腹憋胀、腰酸、乳房胀满，甚至影响生活及工作时，则需及时就医。

✿ 七、"女性来月经是身体在排毒"的说法正确吗?

"女性来月经是身体在排毒"的说法是错误的。

月经里除了血液，还有一些子宫内膜碎片、炎性细胞、宫颈黏液及脱落的阴道上皮细胞，并没有"毒素"。

月经里的血液是子宫内膜脱落后小血管断裂导致的出血。出血量的多少与子宫内膜的厚度、子宫内膜的面积、机体凝血功能、出血时间长短等有关。血色是鲜红还是暗红与动脉血、静脉血含量的不同，以及经血是否及时排出有关。血块的形成与出血速度有关，出血速度过快时，血液凝聚就形成血块。

经血里的子宫内膜碎片就是脱落的子宫内膜。

经血中的炎性细胞其实就是白细胞、淋巴细胞等，并不是所谓"发了炎的细胞"。

经血中的宫颈黏液及脱落的阴道上皮细胞可形象比喻为"经血流出过程中，从"河道"（宫颈口及阴道）里带走的一点"泥沙"（宫颈粘液及阴道上皮细胞）。

✿ 八、月经的作用是什么?

月经的作用有很多，简单来说，月经是子宫对"下丘脑-垂体-卵巢（性腺轴）"周期性指令的应答。月经和人体内分泌相关，月经的正常与否可以反映性腺轴的功能是否正常，并可反映内分泌的水平。

月经的时间、血量、伴随症状等的变化是发现和诊断许多疾病的重要线索。

根据月经是否规律来潮，可判断机体是否有器质性病变或功能性病变，如生殖道下段闭锁、先天性无子宫或子宫发育不良、卵巢肿瘤、脑垂体肿瘤、卵巢功能低下、内分泌疾病、消耗性疾病等。

月经是否规律来潮亦是判断女性是否怀孕的重要信号。育龄期已婚女性，既往月经规律，突然出现了月经推迟，首先要考虑是否怀孕了。

妊娠时可根据末次月经的时间推算预产期。

🪷 九、基础体温能预测何时来月经吗？

基础体温能预测何时来月经。

人体处在清醒而又非常安静，不受肌肉活动、精神紧张、食物及环境温度等因素影响时的状态叫做"基础状态"，基础状态下的体温，就叫做"基础体温"。基础体温通常在早晨起床前测定。女性的基础体温随月经周期而变动，基础体温在卵泡期内较低，排卵日最低。排卵后，基础体温会上升0.3℃ ~ 0.5℃。

监测基础体温可预测月经来潮的时间。月经通常在基础体温上升后14天来潮；育龄期有性生活的女性，如超过该时间月经未来潮应考虑怀孕的可能。

监测基础体温可指导备孕。通常，排卵日基础体温最低，在排卵日前后性生活易于受孕。

监测基础体温可帮助分析功能性异常子宫出血的类型，即是排卵性异常子宫出血，还是无排卵性异常子宫出血，亦或是排卵期出血。

监测基础体温可帮助分析黄体功能是否健全。从体温上升的幅度、高温相维持的时间、体温下降的速度可判断黄体期的长短及黄体的功能。正常黄体期基础体温在高水平线上，为12天 ~ 16天，如不足12天则为黄体过早萎缩。黄体期体温上升幅度不足0.3℃，但持续时间正常，则为黄体功能不全，黄体酮分泌不足。

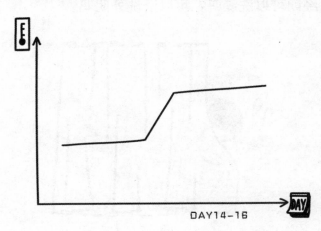

DAY14-16

第二章 月经期的生活调护

🪷 **一、月经期应该如何调护？应该注意什么？**

月经期应注意保暖，忌寒凉生冷刺激，防止寒邪侵袭，避免引起月经血量减少甚至停经及痛经。

月经期应注意休息，避免劳累，增强体质；保持心情愉悦，避免剧烈的情绪波动，避免强烈的精神刺激。

月经期应绝对禁止性生活，平素也应防止房劳过度。

月经期应注意保持外阴清洁、干燥，要使用合格的卫生用品。若因卫生用品导致外阴不适或外阴红肿、瘙痒，应该及时更换。

月经期应注意饮食调理，多吃营养丰富的物质，如蛋白质含量多的食物、肉类、牛奶、蛋类等，多喝温开水。月经前和月经期忌食生冷寒凉之品，以免寒凝血瘀而导致痛经。月经量多者，不宜食用辛辣香燥之物，以免热迫血行，导致出血量更多。

月经期应避免使用激素类药物，避免使用具有活血、止血功效等可能导致月经改变的药物。

🪷 **二、月经期可以洗澡吗？可以清洗外阴吗？**

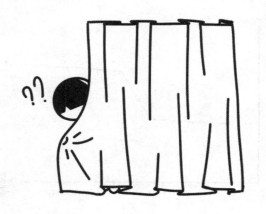

对于女性而言，月经期是相对比较敏感的生理时期，需要注意个人卫生。月经期是可以洗澡的，但要注意最好采用淋浴的方式，尽量避免盆浴。

月经期应保持外阴清洁，可清洗外阴，但应避免冲洗阴道。

三、月经期可以同房吗？

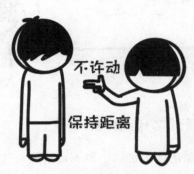

月经期不可以同房。月经期子宫颈口处于开放状态；经血的排出使得阴道内的酸性环境被冲淡，阴道抵抗力减弱；而且已经流出的经血，对细菌而言，是非常好的培养基。如果月经期同房的话，容易导致细菌随着性生活进入阴道，引发阴道炎；若继续上行感染，还可能会导致子宫内膜炎、盆腔炎的发生。

月经期同房可能会导致经血逆流，甚至引发子宫内膜异位症。子宫内膜异位症的治疗十分困难，严重者甚至可导致继发性不孕。月经期同房还可能会增加男性患炎症的几率。因此，月经期应禁止同房。

女性月经期应注意个人卫生，勤换卫生巾及内裤。禁止盆浴、阴道冲洗，尽量保持外阴清洁、干燥。

四、月经期可以运动吗？可以游泳吗？

月经期可以适量运动，如散步、慢跑都可以，但是不宜进行剧烈运动。月经期盆腔充血，宫颈口开放，剧烈运动会导致经量增多，甚至会引起经血逆行，继而引起妇科炎症。月经期剧烈运动还可能会引发宫缩变强，强烈的宫缩可致使经血逆流，经血可通过输卵管进入盆腔，增加盆腔子宫内膜异位症发生的几率。

月经期不宜游泳。女性宫颈口在月经期处于开放的状态，游泳池水中的细菌容易上行进入阴道及宫腔内，引发妇科疾病。女性月经期抵抗力略弱，游泳容易着凉感冒，且容易引发痛经。

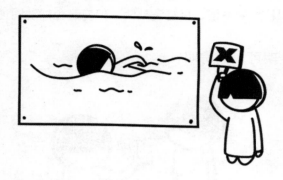

🪷 五、月经期能进行体力劳动吗？

月经期可以进行适量的体力劳动，但不可过度、过量、过重。

一般的体力活动并不影响月经，但过度体力劳动可能引发宫缩变强，加重痛经等症状，甚至导致经血逆流，经血通过输卵管进入盆腔，会增加盆腔子宫内膜异位症的发生几率。如果经血中子宫内膜种植在卵巢上，会导致卵巢子宫内膜异位囊肿，即巧克力囊肿。这种卵巢囊肿周围常有粘连，会影响排卵和受孕。如果经血种植在盆腔其他部位，则会引发触痛结节。

🪷 六、月经期能淋雨涉水吗？若冒雨涉水后，该如何调养？

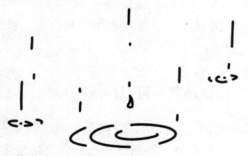

月经期不建议淋雨涉水。

淋雨涉水容易受寒，寒气进入体内，可导致月经量减少、经色暗淡，引发痛经，甚至会造成月经不调。月经期需注意保暖，忌冒雨涉水、游泳，以免受寒；月经期不宜食用生冷、寒凉之品。

若月经期不慎冒雨涉水后，一定要注意保暖，可喝生姜红糖水或热水驱除寒气，预防感冒；睡前可热水泡脚促进血液循环。

七、每到月经期就想吃冰镇食物，正常吗？

部分女性月经期会出现食欲增加的现象。

从食欲的倾向可以判断机体寒热虚实，月经期想吃冰镇食物多提示体内有热，具体还需医师结合其他症状进行综合判断。如果临床症状明显或者饮食偏嗜严重，甚至不能自身调控，应到医院就诊，在医师指导下进行调理。

八、"月经期喝红糖水调养身体"的说法，靠谱吗？

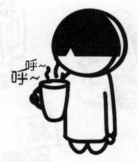

红糖性温润，味甘甜，入肝、脾经，具有补血益气、健脾暖胃、散寒止痛及活血的功效。对于月经量较少，症见经血中有血块、经色暗红兼腹部冷痛者，喝红糖水能起到一定的治疗和缓解作用。红糖、生姜、大枣同煮取汁服用，对宫寒引起的痛经或气血亏虚引起的月经过少有一定的治疗作用。红糖含有的葡萄糖释放能量快，吸收利用率高，可快速补充体力，若有中气不足、食欲不振、营养不良等问题，平日可适量饮用红糖水。平素受寒易腹痛、月经期易感冒者，也可服用红糖姜汤驱寒。

需要注意的是，月经量很多的女性，以及糖尿病患者不适合喝红糖水。

九、月经期饮食方面有哪些禁忌？适宜多吃哪种食物？

女性在月经期是有饮食禁忌的。在月经期及月经前1周，饮食宜以清淡易消化为主，不宜吃得过饱，避免进食生冷食品，以免刺激子宫、输卵管收缩，诱发或加重痛经。

月经期可以多食用阿胶、蜜枣、菠菜、牛肉等含铁丰富的食物以避免贫血。月经期食用温热性的食物可以缓解寒性痛经，诸如多吃羊肉、鸡肉、葱、姜等温热性食物；多喝红糖姜茶、玫瑰花茶等温热性的饮品；多吃性温的蔬菜；多吃苹果、荔枝、桃子、大枣等温热性的水果。

若月经前有腹痛及紧张感，可多食用一些富含维生素和微量元素的食物。B族维生素能够调节自主神经功能，稳定情绪，帮助睡眠，使人精力充沛，减轻腹部疼痛。动物肝脏、谷物、金枪鱼、沙丁鱼、大豆、蘑菇等食物含有较多的维生素B。

经期应避免食用生冷食物，以及太辣、太咸、太酸的重口味刺激性食物。

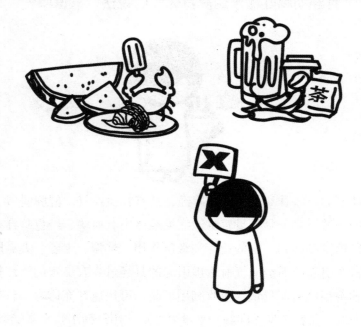

十、月经期熬夜对身体有伤害吗？

熬夜对身体有一定的危害，月经期熬夜对身体的危害相对更大。女性月经期身体较敏感且虚弱，应注意休息，减少劳累，因此，月经期不宜熬夜。

月经期熬夜会增加疲劳感，降低抵抗力。

月经期熬夜容易导致女性内分泌失调，出现皮肤干燥、弹性差、失去光泽、暗沉，以及粉刺、黄褐斑等问题。

月经期熬夜可导致月经不调，出现月经量增多或减少；经期延长；加重下腹部不舒服的感觉。

月经期熬夜会影响身体原有的生物钟，导致机体生命节律紊乱，影响女性排卵周期，导致不排卵、排卵期推后等情况，进而出现月经失调及不孕等疾病。

十一、卫生巾选哪种好？卫生棉条可以使用吗？

市面上卫生巾的种类、品牌繁多。卫生巾的选择因人而异，个人喜好不一样，喜欢品牌亦有不同，选择适合自己的就可以。卫生棉条是可以使用的。

在选购卫生巾时，要选生产质量合格，符合国家安全标准的产品。不要囤积过量的卫生巾，因为超过保质期的卫生巾可能滋生细菌，导致疾病。卫生巾应该放在阴凉、干燥的地方，避免长期放置在卫生间等潮湿的地方。

十二、月经期用药的注意事项有哪些？

女性月经期非必要应尽量避免用药，如果因为某些特殊原因不得不用药，最好在医师指导下使用。

各种激素类药物不可随意服用，尤其是性激素类药物。规律的女性月经周期是由性激素的正常合成和分泌调控的。甲状腺素制剂也会导致机体自身内分泌轴紊乱，引起月经周期、行经时间及经血量的异常。

减肥药应尽量避免使用。减肥药中多含有抑制食欲的成分，月经期应用可能导致月经紊乱、多尿或排尿困难，或出现心慌、焦虑等，更有甚者会出现闭经。如果因为某些特殊原因不得不用药，务必在医师指导下使用。

止血、抗凝血药要规范使用。止血药（如安络血等）能降低毛细血管的通透性，促使毛细血管收缩，月经期使用会引起经血不畅。月经期应慎用具有较强止血作用的中药或中成药。月经期纤溶功能较凝血功能相对亢进，抗凝血药可引起月经过多，甚至导致大出血，月经期应避免使用华法林、肝素、阿司匹林、溶栓剂等抗凝血药。

月经期间不宜吃泻药。硫酸镁、硫酸钠等药物泻下作用较剧，月经期服用会导致盆腔充血、刺激胃肠道出现腹痛，应慎用或忌用。

月经期禁止阴道局部用药。行经期间宫颈口松弛、生殖道免疫力下降、经血环境利于细菌滋生，此时使用经阴道使用的栓剂、洗剂及坐浴的外用药物，会导致细菌逆行侵犯子宫腔及子宫内膜，引发逆行感染，应尽量避免使用。

月经期不能使用的中药主要有两大类：一类是活血、破血作用较强的活血化瘀类中药；一类是寒凉性质的中药。活血化瘀类中药不仅有抗凝、抗血小板聚集的作用，还能扩张血管、加速血液流动，会造成月经量过多。例如当归、丹参，月经期使用可能会增加经血量。月经期应慎用具有清热解毒功效的寒凉药物，因其可能会造成宫寒，引起痛经。月经期应慎用热性过于峻烈的药物，因其可能会导致血热，使得经血量增多。

十三、运动员在月经期有哪些注意事项？

运动员在月经期需注意以下几点：

（1）月经期应减少运动量，缩短锻炼时间：适当参加一些平时经常练习的运动项目，放慢速度，时间不要过长，一般在15～30分钟为宜。

（2）月经期应避免参加剧烈运动、振幅过大的运动：月经期运动最好以调整练习为主，松弛腰、腹、背的紧张部位，多做一些伸展与呼吸相结合的舒缓性运动，不要做振幅较大的运动。月经期不宜参加诸如跳高、跳远、百米赛跑、踢足球等运动，不宜进行俯卧撑、举哑铃等增加腹压的力量性锻炼，以免经期流血过多或子宫位置改变。月经期参加剧烈运动，容易因高度的精神紧张而导致内分泌功能紊乱，出现月经失调。

（3）月经期应避免参加各种水中运动：不宜参加跳水、游泳、水球等运动；不宜洗冷水澡；不宜冷水洗脚。

从事游泳训练的女运动员在月经期一定要使用卫生棉条，并注意水温，以及池水的清洁度。如果水温太凉，容易出现痛经等不适。月经期抵抗力下降，极易引起泌尿生殖系统的感染，如果池水比较脏，容易导致盆腔炎等妇科炎症。

（4）运动后一定要注意保暖，避免运动后大量出汗、受风。如果在运动过程中感到恶心、心慌，头晕，则应立即停止运动。

第三章　月经时间（周期、经期）异常的生活调护

一、何为月经提前？应该如何调理？

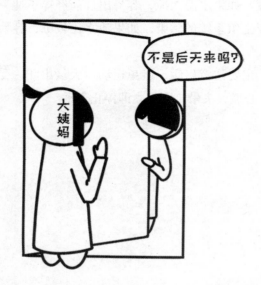

正常情况下，女性的月经周期为28～30天，提前或错后1周之内都是正常的。因此，月经提前1周之内，且有规律，经量能够达到30～60ml，不伴有痛经等不适，属于正常现象，不需要干预。月经提前1周以上，连续2个周期或以上的情况，称为月经先期。

导致月经提前的常见因素有：

（1）情绪因素　大喜、大怒、大悲等过于强烈的情绪可导致内分泌功能紊乱，出现月经提前。保持良好的心态，有助于月经规律来潮。

（2）生活因素　有些女性节食瘦身，导致营养不良，进而出现月经周期异常。因此，饮食要多样化，不能盲目减肥。经常熬夜可影响内分泌功能，出现月经提前。因此保持规律的作息非常必要。

（3）疾病因素　内分泌失调、子宫内膜异位症、子宫肌瘤、子宫内膜息

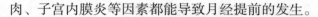

肉、子宫内膜炎等因素都能导致月经提前的发生。

有月经提前的女性，一定要从情绪、生活、疾病等方面找出原因，进行相对应地调节和治疗。

❀ 二、月经提前可见于哪些疾病？该如何就诊？

月经提前7天以上，甚至10余天一行，连续2个周期或2个周期以上，即为月经先期。

中医认为，月经先期常见血热证和气虚证两种证型。

平素嗜食辛辣食物的女性，以及平时情绪急躁易怒的女性，容易出现肝火旺盛、血热妄行，而致月经提前。建议此类女性减少食用辛辣食物，另可在医师辨证指导下服用丹栀逍遥丸解郁凉血。

因饮食不节，损伤脾气导致脾气虚；或房事不节导致肾气虚，气虚不能固摄血液而致月经提前，可在医师指导下辨证服用诸如归脾丸、肾气丸等益气类药物。

黏膜下肌瘤、子宫内膜息肉等器质性病变可导致月经提前。妇科彩超可以明确诊断器质性病变。此类疾病需在医师指导下药物治疗或手术治疗。

黄体功能不足也可导致月经提前，临床表现为20天左右来一次月经，经量时多时少。妇科彩超、性激素检查可明确诊断。黄体功能不足导致的月经提前者可在医师指导下使用黄体酮、地屈孕酮等激素药物治疗。

❀ 三、月经提前影响怀孕吗？

女性月经周期提前3～5天属正常现象，但如果月经周期缩短超过7天以上，要警惕子宫肌瘤、子宫内膜息肉等疾病。

月经提前也可能是黄体功能不全、卵泡异常发育的表现，这些都在不同程度上影响卵泡、子宫内膜的发育，以及内分泌的激素变化，从而影响精卵结合，导致不孕。此类女性首先应查明病因，对症治疗；其次要改善生活方式，避免熬夜、暴饮暴食等不良习惯，规律作息，荤素搭配，同时在医师指导下进行内分泌调理，逐步恢复正常月经周期。

有少部分女性存在排卵期出血或受精卵着床导致的少量出血，这种情况易被误认为是月经提前。需及时到医院就诊，以明确诊治。

四、月经总提前，是不是卵巢要提前衰老了？

女性正常的月经周期平均是28天，如果提前到21天之内就属于月经先期。常见的器质性病变有子宫内膜息肉、子宫肌瘤、子宫内膜癌，以及某些血液系统疾病等。若因这些病因所致，应及时前往正规医院进行专业治疗。

月经周期缩短至21天以内，排除器质性疾病后应警惕卵巢功能减退。如果40岁之前出现卵巢功能减退，就称为卵巢早衰。卵巢功能减退可通过检查性激素、盆腔彩超、抗苗勒氏管激素明确病情，进行相应治疗。若没有及时发现，或及时干预治疗，继续发展就可能导致绝经。

正常女性在50岁左右绝经，卵巢功能减退的临床表现有：阴毛脱落、阴道分泌物减少、同房疼痛、性欲下降等；偶尔会有肠道不适的表现，如腹胀、食欲减退、消瘦等。

多数围绝经期女性在进入持续的闭经之前，会有一段时间月经稀少或月经提前、经量少等紊乱状态，以及头晕、忽冷忽热，或大汗淋漓等其他的身体变化。卵巢衰竭后的女性会因雌激素低下，出现植物神经功能紊乱，血管功能失调如胸闷、气短、心悸、心烦、潮热、汗出等症状。

五、何为月经推后？日常生活中该如何调理？

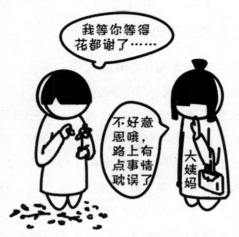

女性正常的月经周期为28天左右，提前或推迟7天之内都属于正常。若

月经推迟超过1周依旧没来，甚至3~5个月1行，逐渐出现2个周期以上，就属于月经推后，中医称之为月经后期。月经后期可以从下列几个方面进行调理：

1.饮食调理 多吃肉类、豆制品、蛋类等高蛋白食物补充营养，增加蔬菜、水果、全麦食品等富含纤维食物的摄入以补充微量元素；减少食用奶茶、蛋糕等糖分过高的食物；减少浓茶、咖啡等饮品的摄入，喜爱茶饮的女性可饮用大麦茶；少食生冷及辛辣刺激之物。

饮食调理菜谱推荐：

（1）羊肉粥

食材：羊肉半斤、大米2两、生姜、大葱、盐。

制作步骤：将羊肉清理干净，切片；淘米后，加适量水将大米、羊肉、生姜熬煮；待大米熬至开花后加入适量盐及大葱，把粥盛出食用。

功效：补养气血。

（2）母鸡艾叶汤

食材：老母鸡1只、艾叶3钱。

制作步骤：将老母鸡清洗干净，切块；将艾叶冲洗干净，连同鸡块放入锅中炖煮，汤成后食用。

功效：补血健脾。

（3）山楂红糖汤

食材：生山楂肉50g、红糖40g。

制作步骤：生山楂肉加水熬煮，去除残渣，撒入适量红糖。

功效：促进经血排出，调节月经周期。

2.按摩调理 首先大拇指轻轻按压太冲穴，即第一趾与第二趾之间前方凹陷处50次，接着将双手叠放起来，轻轻打圈按摩小腹部，每天坚持5~8分钟。

3.生活调理 学会释放压力，调畅情志，可在工作间隙适当做做运动、聊聊天、听听音乐、散散步，保持愉悦的心情。

六、月经推后可见于哪些疾病？

若育龄期女性出现月经推后，首先考虑妊娠；排除妊娠原因后，应考虑某些内分泌疾病（如多囊卵巢综合征、卵巢早衰等）以及器质性疾病（如宫腔粘连、子宫内膜结核、宫颈粘连等）。对于初次出现的月经推后，排除影响月经的外界因素后，可以再观察一段时间。如果持续几个月月经周期都推迟或紊乱，应及时到医院检查，明确病因，以便进行针对性治疗。

对于有性生活史的育龄期女性，出现月经推迟的情况时，首先要弄清楚是月经紊乱还是妊娠。如果月经周期一向正常，从来没有出现过推迟的情况，应该在月经推迟的第5天以后，使用尿早早孕试纸测试，或者到医院抽血查HCG以确定是否怀孕。

临床中，多囊卵巢综合征、卵巢早衰等内分泌原因也会导致月经推迟或紊乱。此外，多囊卵巢综合征还常伴有痤疮、多毛、不孕等表现，卵巢早衰可出现阴道干涩、性交疼痛、潮热失眠等类似更年期症状。

宫颈粘连也会导致月经推迟。经血因宫颈粘连不能正常排出而聚集在子宫内，患者可伴有周期性腹痛，B超检查可见宫腔内液性暗区。宫颈粘连者需要到医院行宫颈扩张术治疗，宫颈粘连的情况若不及时改善，有可能发展为子宫内膜异位症。

慢性肝炎、肿瘤、肺结核、甲状腺功能减退等疾病亦可导致月经推迟，应在医师指导下服用相关药物改善月经。

七、月经到日子迟迟不来,体重飙升,小胡子明显是怎么回事呢?

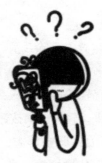

育龄期有性生活史的女性，出现月经推迟、体重增加的表现，首先应考虑是否妊娠。排除妊娠后，出现月经推迟、体重增加，伴有小胡子明显等症状，最有可能的疾病为多囊卵巢综合征。

多囊卵巢综合征是最常见的育龄期女性内分泌疾病，是以生殖功能障碍、内分泌异常、代谢紊乱为特征的一组临床综合征。本病常发生于青春期和育龄期女性，常以月经失调、肥胖、多毛、不孕、痤疮等为典型临床表现。

出现这些症状者，应去医院检查性激素、妇科 B 超、肝肾功能，做胰岛素释放试验、糖耐量试验等，以明确诊断。确定诊断后，可采取针对性治疗，如在医师指导下口服短效避孕药、黄体酮胶囊等，或在中医师指导下辨证服用中药。

多囊卵巢综合征涉及生殖、代谢甚至心理等多个方面，需要长期坚持治疗，医患相互配合才能取得良好的治疗效果。治疗期间，应注意休息，控制饮食，避免过度劳累，保持心情舒畅，忌食生冷、辛辣等刺激性食物。

八、"大姨妈"总不来，真的省事了吗？

月经的特点是按期而至，推迟未潮并不是真的省事。女性长时间不来月经，可能影响怀孕。规律的月经是怀孕的先决条件，长时间不来月经甚至闭经，会影响生育功能。如因宫腔粘连而致的闭经，如不及时治疗，任其发展，就可能使子宫内膜失去功能，无法怀孕；因多囊卵巢综合征而致的月经推后，甚至数月、半年、一年不来潮，此类患者排卵稀少，如不诊治，怀孕概率很低；因卵巢功能减退或卵巢衰竭而致的闭经，患者可能会出现潮热盗汗、注意力不集中、烦躁易怒等更年期表现，同时伴有生殖道萎缩，同房困难、疼痛等表现，亦可出现骨质疏松、心血管疾病等。

九、"大姨妈"总不来，乳头还能挤出乳汁来是怎么回事呢？

出现月经不来潮伴乳房泌乳的情况，考虑可能与妊娠、乳腺导管扩张、内分泌疾病等有关。

建议有性生活的育龄期女性做尿早早孕试验，或者到医院行血清人绒毛膜促性腺激素检测，确认是否怀孕。在非妊娠期和非哺乳期，挤捏乳头时有液体流出称为乳头溢液，是多种乳腺疾病（如乳腺导管扩张症、乳管内乳头状瘤、乳腺癌等）的常见症状，需前往乳腺专科就诊。内分泌疾病（如垂体瘤）所致的高泌乳素血症常表现为闭经、泌乳、月经失调、不孕、性功能减退、头痛、肥胖等，建议及时就医治疗。

十、"大姨妈"拖拖拉拉不走，需要治疗吗？

"大姨妈"拖拖拉拉不走的症状类似于临床中所说的月经淋漓不净。出现这种情况首先要排除怀孕的可能，先兆流产、宫外孕早期都可以表现为阴道出血淋漓不尽。

许多疾病也可导致月经淋漓不净，诸如子宫肌瘤、子宫内膜息肉、子宫内膜癌、卵巢肿瘤、内分泌紊乱、血液系统疾病、炎症等。一些抗凝药物也会导致月经淋漓不净。

出现月经淋漓不净，一定要去医院进行检查、治疗。常采用妇科B超、血细胞分析、凝血功能检查、性激素检查，以及诊断性刮宫、宫腔镜检查等以查明病因，对因治疗。

在阴道流血期间应保持外阴清洁，勤换卫生巾，以避免发生生殖道感染。同时，应注意不要喝酒，避免服用有活血作用的药物。

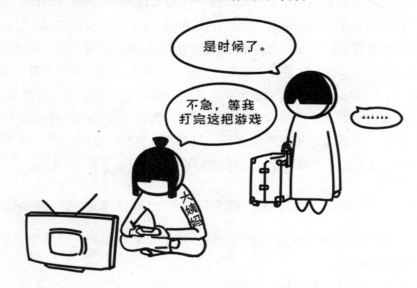

第四章　月经量异常的生活调护

一、何为月经过少？该如何调理？

月经过少是指月经周期基本正常，但每次行经量少，或行经时间短（行经时间＜2天），甚至点滴即净，严重者可以发展为闭经。月经过少常与月经后期一同出现。一般经血量少于5ml即为月经过少。月经过少要及早调理。

"寒则血凝"，经期食用生冷食物或使用冷水会导致血凝而成瘀，瘀血阻滞，致经血不通而量少，同时不通则痛，造成痛经。月经前及月经期间忌食生冷食物；避免使用冷水洗脸、洗澡。

月经期间应补充足够的铁剂及营养，以免发生缺铁性贫血及营养不良而导致月经量过少，亦可多吃乌鸡、羊肉等滋补性的食物。

熬夜、劳累、生活不规律既会影响器官的功能，又会影响体内的新陈代谢，从而引起月经量少，故应调整作息。

精神抑郁、压力过大等负面情绪也会导致月经量少，所以在月经期，应调整好心态，保持愉悦的心情。

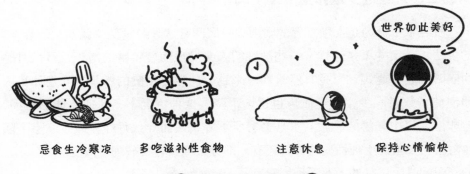

世界如此美好

忌食生冷寒凉　　多吃滋补性食物　　注意休息　　保持心情愉快

月经期间行为准则

长期月经量少可能引起闭经或不孕等情况的发生，应及时到医院进行相关检查，明确病因后积极对因治疗。

二、月经过少可见于哪些疾病？该如何处理？

月经是"下丘脑-垂体-卵巢-子宫生殖轴"功能正常的表现，因此，引起月经量少的原因很多，主要包括子宫、卵巢、垂体、下丘脑因素，以及手术损伤和药物作用等。

子宫因素包括子宫发育不良、子宫内膜炎、宫腔操作损伤子宫内膜或内膜结核等；卵巢因素包括多囊卵巢综合征和卵巢功能衰退等；垂体、下丘脑因素包括垂体微腺瘤等疾病所导致的下丘脑促性腺激素释放激素或垂体促性腺激素分泌减少或失调；手术损伤者，多为人工流产、宫腔电灼术等宫腔内手术损伤了子宫内膜的基底层或术后宫腔粘连导致；若长期服用某些药物，如强的松、雷公藤等影响了生殖轴，可引起月经量减少，甚至闭经。其他慢性疾病（如肿瘤、结核等），或者精神压力过大、过度节食、过度劳累等均可导致月经过少甚至闭经。

对于"月经过少"的患者，治疗前要先查找原因再行处理。先查血、尿HCG，除外妊娠可能，因部分先兆流产、宫外孕，以及胚胎停育的患者可以表现为"月经过少"，需要仔细甄别，才不致于漏诊、误诊。除外妊娠后，要进行妇科彩超、性激素、甲状腺功能、血常规等检查，必要时还要进行宫腔镜检查、垂体核磁等明确诊断，以便对因治疗。

三、月经过少是卵巢衰竭了吗？

月经常被认为是女性青春的晴雨表，民间有"月经量变少就预示着衰老"的说法，其实并不是这样。一些敏感的人会发现随着年龄的增长，每次月经间隔时间越来越短，可是月经量却越来越少。随着年龄的增长，女性卵巢内卵泡储备数量减少，卵子质量也逐渐下降，这种情况下，即使还能够排卵，但卵泡发育中分泌的雌激素水平会有所下降，从而导致月经量减少。除了随年龄增长发生的生理性变化外，还有一部分人确实存在病理性改变。

引起月经过少的主要病理因素有：

子宫内膜因素是引起月经过少最常见的原因。多发生于人工流产术后，手术损伤子宫内膜，使子宫内膜变薄或纤维化，继而导致月经量减少；如果损伤到子宫内膜的基底层，子宫内膜无法再生，就会闭经。

多囊卵巢综合征、卵巢功能减退、甲状腺功能异常、高泌乳素血症等内分泌因素，也会造成月经过少。

其他慢性病，如肿瘤、结核，或者精神压力大、过度节食、过度劳累等也可导致月经过少，甚至闭经。

因此，月经量少并不能简单地认为是卵巢衰竭了。

四、月经过少会影响怀孕吗？

生理性月经量少并不会影响怀孕。月经量个体差异较大，正常女性的月经量为20～60ml。

单纯生理性的月经量少，且月经比较规律，没有任何不适的症状，一般不影响受孕。

病理性月经量少主要有以下几种情况：

1.子宫因素导致的月经量少　如非自然流产或者宫腔其他手术操作后出现的月经量减少，要考虑有无宫腔粘连、子宫内膜损伤修复不佳；或者有子宫内膜结核病史等，这些情况下会影响受孕。

2.内分泌因素导致的月经量少　内分泌功能低下导致的月经过少甚至闭经，就可能会影响怀孕，甚至导致不孕。但如果只是因情绪紧张、环境改变、心理压力过大，或突然变故的刺激等所致的暂时性内分泌失调，只要上述因素消失，月经即可恢复如常，故这种情况不影响怀孕。体内雌激素水平也会影响怀孕，雌激素水平低会影响子宫内膜生长，子宫内膜薄，月经量少，这种情况也会影响受孕；刚刚初潮的女孩，因体内雌激素分泌还未达到平衡稳定的状态，一般经血量都不多，属于正常现象，不会影响将来怀孕。

3.营养不良导致的月经量少　营养不良者可能出现月经量少，甚至闭经。营养不良既可能导致生殖系统发育不良，也可能为未来埋下不孕的隐患，同时，也会引起全身免疫功能下降而导致其他疾病。

在明确导致月经过少的病因后，需对因治疗。如果月经量少想要调理备孕，可请中医师面诊，对症下药。

五、何为月经过多？该怎么调理？

有些女性脸色蜡黄、头晕、疲乏无力，查血细胞分析提示贫血。如没有血液疾病，饮食正常，睡眠正常，不从事重体力劳动；经血经常湿透卫生巾，严重者经血如流水，则此类患者贫血多为月经过多所致。

那么，何为月经过多？每次来月经，经血总量超过80ml，可诊断为月经过多。现实生活中，可运用以下方法估算月经量：

（1）根据每张卫生巾血染程度的不同，给予不同的评分：

轻度（1分）：血染面积＜整张卫生巾的1/3；

中度（5分）：血染面积占整张卫生巾的1/3～3/5；

重度（20分）：血染面积基本为整张卫生巾。

（2）血块大小的评估：

面积＜1元硬币者为小血块，评分1分；

面积＞1元硬币者为大血块，评分5分。

如果血量无法用血块表示，则估计其为记录量的几分之几记录。将每张卫生巾的评分、卫生巾数量、天数都记录下来，最后算出总分。

总分＞100分，则为经量过多（约超过80毫升）；总分＜25分，则为经量过少（约少于20毫升）；总分为25~100分，为正常月经量。

月经过多的女性，在经期要以调为养，不要过度劳累及剧烈运动，不要过食辛辣刺激之品；平时要保持心情愉悦舒畅，避免忧思郁怒等消极情绪；重视节欲防病，避免频繁生育或堕胎，不要在经期或产后同房。

六、月经过多可见于哪些疾病？该如何调护？

月经过多可见于多种疾病，如子宫肌瘤、子宫内膜息肉、子宫腺肌症、盆腔炎等。

1.子宫肌瘤　是育龄期女性最常见的良性肿瘤，其中肌壁间肌瘤和黏膜下肌瘤可有月经过多的表现。

2.子宫内膜息肉　是导致月经过多的常见疾病之一，还可表现为经间期出血、经期延长或绝经后出血。

3.子宫腺肌症　子宫腺肌症患者因子宫肌层增厚，血管供血丰富，子宫收缩能力变差，会导致月经过多。

4.盆腔炎　炎症发生时，盆腔的局部血管变脆弱，经期出血不易凝止，故而出现经量增多或经期延长。

5.排卵障碍　此类患者因无规律排卵，子宫内膜受单一雌激素刺激、无孕激素拮抗，可出现月经过多、经期延长、阴道不规则出血。

此外，月经量受凝血系统的影响，所以某些血液病，如血友病、白血病、血小板减少性紫癜、再生障碍性贫血等影响凝血功能，也会导致月经过多或失调。

气候及季节变化、生活环境的改变、不良情绪或过度劳累、饮食不当，以及避孕方式不当等，也都会引起月经过多。

对于月经过多的患者，需查明原因，对因处理。行妇科检查、盆腔彩超检查，明确患者是否有器质性病变；行血细胞分析，明确是否合并贫血。

排卵障碍或内分泌异常所致的月经过多，则应抽血检查激素水平，以便对症用药；腺肌症或子宫肌瘤导致的月经过多，可先保守治疗，若保守治疗效果欠佳，则考虑手术治疗；子宫内膜病变导致的月经过多，可行宫腔镜检查及诊断性刮宫并送病理检查，以明确有无内膜病变，做相应的治疗处理。

月经过多者要改善生活习惯，规律作息，避免劳累，少食生冷、辛辣之品。

月经过多者可以服用地黄益母酒、母鸡艾叶汤、归芪鸡等进行食疗：

（1）地黄益母酒

食材：益母草10g、黄酒200ml、生地黄6g。

制作方法：将黄酒倒入瓷瓶中，加入益母草和生地黄，隔水蒸20分钟。

功效：化瘀止血。

适应症：血瘀型月经过多，症见经色紫暗、有血块，伴痛经。

服用方法：每日2次，每次服用50ml。

（2）母鸡艾叶汤

食材：老母鸡1只、艾叶15g。

制作方法：老母鸡清洗干净，切块；艾叶清洗干净，两者一起纳入锅中煮汤。

功效：补虚摄血。

适应症：体虚不能摄血所致的月经过多者。

服用方法：汤分2～3次服用，月经期服用。

（3）归芪鸡

材料：鸡肉250g、黄芪30g、当归15g。

制作方法：鸡肉洗净切块，和当归、黄芪一起放入砂锅中文火炖熟，调味后食用。

功效：健脾益气养血。

适应症：气血亏虚所致的月经过多。

服用方法：每周服用3次。

七、月经过多会导致哪些不良后果？

经血是由脱落的子宫内膜、子宫颈黏液、血液及阴道分泌物形成的混杂液体。正常的月经血色偏暗，质略带黏性，不容易凝成血块。一些平时月经量太少或月经推迟太久的患者，内膜因为脱落不彻底或没有脱落而变得比正常状态时厚，当增厚到一定程度剥落时，就会出现月经量过多，并且经血中会出现很多大的血块，这种情况下，患者不仅会感到小腹疼痛，还可能会出现头晕、眼花，甚至晕厥的现象。

当月经量过多，伴有大血块，身体短时间内流失过多的血量时，可能会出现气血两虚的症状，所以月经过多者往往伴随着不同程度的贫血现象；患者整体的免疫力有所降低，就容易感冒或疲劳，还会有腰酸腿痛、全身乏力等症状，这时要及时到正规医疗机构就诊，规范治疗。

子宫腺肌症导致的月经过多也会增加不孕的风险。子宫腺肌症患者，因为腺肌症引起子宫增大，子宫内膜功能层异常，肌层血运异常及免疫功能异常，影响受精卵着床，从而导致不孕。另外，如月经过多是因子宫内膜癌引起者，还可危及生命。因此，出现月经过多时，一定要引起重视，及时到医院就诊检查，明确原因，再进行对症治疗。

第五章 月经的血色、经质，以及经血有血块的生活调护

一、正常的月经是什么颜色?

月经血正常情况下是暗红色、没有血块的；血中混有脱落的子宫内膜小碎片及宫颈粘液、阴道上皮细胞。每21～35天来一次月经，行经时间都在7天以内，属于正常月经。

二、经血颜色发黑、经血仅为褐色分泌物是怎么回事?

既往月经正常的女性出现月经颜色发黑、量少，或经血仅为褐色分泌物，有可能是内分泌功能出现了问题，最常见的是卵巢功能下降。由于卵巢功能下降，雌激素分泌减少，导致子宫内膜比较薄，具体表现为月经推后，经血量减少，颜色发黑。

手术创伤引起子宫内膜变薄也可导致月经量少、经血颜色发黑，多见于多次人工流产、刮宫手术后。因为内膜受损，子宫内膜对雌激素无应答，增长不起来，表现为月经量减少。

经血颜色发黑是指经血色暗，或伴有血块，中医认为是由血瘀导致，可分为以下几类:

（1）寒凝血瘀 患者平时怕冷，经期未注意保暖，感受寒邪，寒凝血瘀进而形成血瘀、血块。

（2）气滞血瘀 患者平素情志不畅，容易情绪低落或暴躁，引起肝气郁滞，气滞则血瘀，进而形成血瘀。

（3）痰湿 痰湿属病理因素，可致体内高凝状态，导致血液出现凝滞状态，血液流通迟滞，可形成血瘀、血块。

（4）气虚 无力推动血液运行，血液流通缓慢，进而形成血瘀、血块。

经血仅为褐色分泌物者为月经量少所致，需检查了解月经量减少的原因，对因处理，需排除宫腔粘连、子宫内膜结核等因素。

❀ 三、经血中有血块正常吗?

正常的月经血通常不凝固,因为在经血中有较多的纤溶酶,纤溶酶可溶解血液中的纤维蛋白原,使经血更加容易液化,利于经血的排出。但是,在经血流速比较快的情况下,纤溶酶没有来得及完全溶解纤维蛋白原,就会产生一定的血块。经血中有少量的血块,但没有任何不适者,无需处理。如果血块很多,而且伴下腹疼痛、坠胀感,甚至腰部酸困疼痛,就需要通过中医药来调理。此类患者,需注意调节饮食,忌食生冷、寒凉之品;调适生活,避免淋雨、涉水;调畅情志,保持心情愉悦。

第六章　痛经的生活调护

❀ 一、何为痛经?

痛经是妇科常见疾病，多发生于青春期女性和育龄期女性，是指女性正值经期或经行前后，出现周期性的小腹疼痛。

痛经的程度不一，表现的症状也不同。症状轻者仅表现为下腹疼痛或坠胀，症状较重者可出现腰酸、面色苍白、恶心、呕吐，甚至冷汗淋漓的表现，严重者可影响生活及工作。

痛经可分为原发性痛经和继发性痛经。通过详细妇科检查排除盆腔器官病变者，称原发性痛经，也称功能性痛经，占痛经的90%以上。现代医学认为原发性痛经多由前列腺素合成和释放过多，或血管紧张素和催产素过高等因素引起子宫平滑肌和血管收缩加强，导致患者经期与经前出现上述症状。继发性痛经是指女性生殖器官病变导致的痛经，如子宫内膜异位症、子宫腺肌病、盆腔炎等。如果痛经逐渐加重，应尽早到医院就诊。

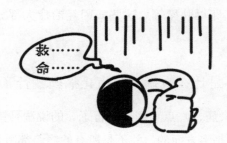

❀ 二、痛经影响生育吗?

部分痛经可能会导致不孕。痛经是否影响怀孕主要取决于痛经的病因。痛经分为原发性痛经和继发性痛经，一般对于未婚或者未孕的女性而言，大多数为原发性痛经。原发性痛经一般不会影响怀孕，也就是说无器质性病变，只是单纯由子宫收缩过度，子宫肌层缺血，子宫发育不良、宫颈口狭窄、子宫的位置过度前后屈，以及神经、内分泌失调等因素引起，这些因素对于正常怀孕基本没影响。继发性痛经是妇科器质性病变导致，会对怀孕造成较大的影响，如子宫内膜异位症、子宫腺肌病、盆腔炎、子宫肌瘤等。经过积极治疗大多都可以缓解或治愈，之后就可以尝试正常怀孕。

❀ 三、痛经影响人的寿命吗？

痛经不会影响人的寿命。痛经主要分为原发性痛经和继发性痛经。原发性痛经主要是指生殖器官无明显病变者，又称功能性痛经，多见于未婚、未孕者，此种痛经在正常分娩后疼痛多可缓解或消失。继发性痛经主要是生殖器官器质性病变所致。

原发性痛经的病因目前临床尚不确切。临床研究发现，原发性痛经的发生主要与月经时子宫内膜前列腺素（PG）含量增高有关，也与精神因素、内分泌失调等因素密切相关。疼痛部位在下腹部，严重者可放射至腰部或股内前侧，约有50%以上伴有胃肠道及心血管症状，如恶心、腹泻、头晕、头痛、疲乏感，偶有晕厥或虚脱。妇科双合诊或肛诊阴性，盆腔彩超未发现器质性病变，可得出原发性痛经的诊断。原发性痛经多能在生育后缓解，不会影响患者的寿命。

继发性痛经主要由器质性病变引起，如子宫内膜异位症、子宫腺肌病、盆腔炎、子宫肌瘤、卵巢肿瘤等。这些病因经治疗大部分会解除，不影响患者寿命。

❀ 四、"痛经不是什么大病，吃点止痛药就行了"的说法对吗？

"痛经不是什么大病，吃点止痛药就行了"的说法是错误的。

造成痛经的原因是多方面的，并不是所有的痛经都适合吃止痛药。虽然止痛药可以暂时缓解疼痛，然而我们并不提倡长期服用。因为止痛药吃多了可能会导致神经系统机能失衡，出现记忆力下降、失眠等情况，还会产生耐药性。

出现痛经，正确的做法是到正规医院就诊明确病因，对症治疗。

❀ 五、缓解痛经的生活小妙招有哪些？

（1）饮食均衡，在月经期注意忌口。不吃含有咖啡因的食物，尽量不吃生冷寒凉的食物，少吃过咸、过甜及辛辣刺激的食物。多吃水果、蔬菜、鸡肉、鱼肉，尽量做到少食多餐。

（2）适量服用维生素。B族维生素，尤其是维生素B_6对缓解女性经期紧张综合征有显著的效果，能稳定情绪，减轻疼痛。

（3）适量补充矿物质。钙、钾、镁等矿物质能缓解痛经。

（4）月经期注意保暖，避风寒。可采用热水泡脚、腹部放置热水袋等方法缓解痛经。

注意忌口

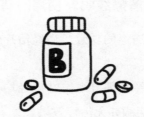
适量补充维生素B和矿物质

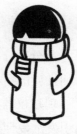
注意保暖

六、喝热红糖水到底能不能缓解痛经？

红糖性温润，味甘甜，入肝、脾经。具有益气养血、健脾暖胃、散寒止痛、活血的作用。因此，热红糖水能一定程度上缓解痛经。

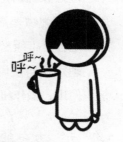

七、"暖宝宝"能缓解痛经吗？使用时需注意哪些事项？

"暖宝宝"能缓解寒凝血瘀导致的原发性痛经。寒主收引，凝滞，感受寒邪，可导致子宫局部气血凝滞，气血流通不畅，不通则痛。"暖宝宝"的温热作用可促进子宫局部气血运行，"通则不痛"，故能在一定程度上缓解痛经症状。但对于继发性痛经，"暖宝宝"恐怕效果不佳。

使用"暖宝宝"时的注意事项：选购正规厂家生产的产品；使用时避免直接接触皮肤，因直接接触皮肤有可能导致低温烫伤；不要在使用电热毯等取暖器具的同时使用"暖宝宝"；睡觉时不可贴身使用"暖宝宝"。

 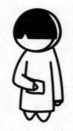 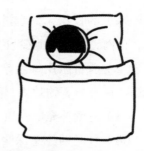

选购正规厂家　　避免直接接触皮肤　　睡觉时不可贴身使用

八、理疗仪器能缓解痛经吗？使用时有哪些注意事项？

部分理疗仪器有缓解痛经的功效。痛经治疗仪可以缓解痛经，但不是对任何性质的痛经都有效果。

理疗仪器对原发性痛经和部分继发性痛经均有良好的舒缓疼痛效果，但对引发继发性痛经的妇科疾病并无治疗效果。

理疗仪器对原发性痛经、盆腔炎所致继发性痛经有镇痛和辅助治疗的作用。理疗为物理治疗，可促进盆腔血液循环，帮助缓解子宫肌肉痉挛，故可在一定程度上缓解痛经症状。

理疗仪器使用时的注意事项：使用心脏起博器或心律有严重问题的患者禁止使用；操作机器或驾驶时禁止使用。

九、艾灸能治疗痛经吗？使用时有哪些注意事项？

艾灸可显著缓解原发性痛经，尤其是缓解寒凝血瘀型原发性痛经。

艾灸治疗主要是依靠艾草燃烧时产生的温经散寒除湿作用及热作用于穴位而防治疾病的一种治疗方法，具有理气止痛、温经散寒、活血通络的功效，对于原发性痛经治疗效果显著。

使用时需要注意以患者感觉温热略烫能耐受为宜，艾灸时间为20～30分钟，治疗时间为月经前3～7天，连续干预5～10天，以3个月经周期为一个疗程。

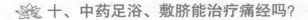

十、中药足浴、敷脐能治疗痛经吗？

中药足浴、敷脐可在一定程度上缓解痛经。中药足浴、敷脐是效果较好的痛经外治法，可明显改善月经期腹痛、腰部酸痛，以及放射至臀部及大腿部的疼痛感。

1.中药足浴　可通过热效应打开肌肤腠理，配合对症之药温经脉、化瘀滞、通血络，以达止痛之效。通过足浴法促进经脉气血运行，气血行则脉络通，可明显缓解经脉循行部位的疼痛。

在这里，推荐一个临床用之颇效的中药足浴方剂——痛经足浴方。

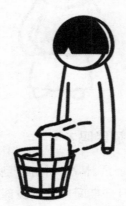

【药物组成】蒲黄15g、五灵脂15g、香附9g、元胡15g、赤芍15g、桃仁15g、红花9g、没药9g。

【方义简释】蒲黄、五灵脂取失笑散之意，活血祛瘀，散结止痛；香附、元胡、没药疏肝行气，活血定痛；赤芍、桃仁、红花化瘀活血通络。

【使用方法】诸药纳水中，煮取药液1000mL，待合适温度，足部浸没盆中，泡脚30分钟。每日1剂，从月经前3天起开始使用，共使用7~10天。

【注意事项】妊娠期禁用。

2.敷脐疗法　是将药物放在脐部（神阙穴），用胶布或纱布等覆盖固定，以治疗疾病的一种疗法。具有操作简便、起效快的特点。

脐部神阙穴隶属任脉，可调节任脉之气血；"任主胞胎"，敷脐可调节胞宫气血。脐部敏感性高、渗透性强，利于药物渗透吸收。敷脐可通过穴位和药物双重起效。

在这里，推荐一个临床用之颇效的敷脐方——痛经散。

【药物组成】肉桂3g、琥珀3g、元胡10g、沉香1g、吴茱萸3g、姜汁适量。

【方义简释】肉桂、琥珀温经散寒，散瘀止痛；沉香、吴茱萸行气止痛；元胡行气止痛。姜汁调和，取温中之效。

【使用方法】诸药研细粉后混合，取适量姜汁调和，敷于脐部。每日1次，每次使用6~8小时，5~7天为一个疗程，经前3~5天使用效佳。

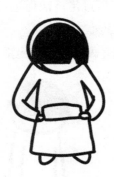

十一、生孩子能治疗痛经吗？

生完孩子后是否会继续痛经因情况不同而有所差异。

痛经是在月经期前后或月经期间出现下腹部疼痛不适，会严重影响日常生活，主要有原发性痛经和继发性痛经两种。

原发性痛经一般没有明确原因，属功能性痛经。如果是阴道分娩，对一部分原发性痛经确实有一定的缓解作用。因部分原发性痛经是因为宫颈痉挛，宫颈细长所致，在自然分娩以后，宫颈条件较之前好转，再来月经时，经血排出就会比较通畅，痛经比以前有所改善。如果是剖宫产分娩，宫颈没有扩张，宫颈条件也没有改变，痛经就不会有明显改善。

继发性痛经多是因子宫内膜异位症、子宫腺肌症、盆腔炎、肿瘤等疾病所致，通常不会因为生完孩子就好转。部分子宫内膜异位症、子宫腺肌症患者，因孕期体内孕激素增多，使异位子宫内膜组织萎缩、脱落，能在一定程度上缓解痛经。但该病在产后月经恢复后会继续逐渐加重。

第七章　月经期伴随症状的生活调护

一、何为经期紧张综合征?

经期紧张综合征是指在月经期或月经期前后发生的一系列身体和心理上的改变和不适。

雌激素、孕激素比例失调，以及维生素B_6不足等原因可引起经前期紧张综合征。常见症状有全身乏力、情绪紧张、心情压抑、焦虑易怒、失眠、注意力不集中、乳房胀痛、头痛、浮肿腹泻、身痛等。这些症状通常与月经周期有关，呈周期性发作，严重者可影响工作和生活。这些症状既可单独出现，亦可多个并见，典型表现常在月经前1周开始，呈逐渐加重的趋势，一般以月经前2~3天最明显，月经后消失。经前期紧张综合征经系统治疗后，一般预后比较好。

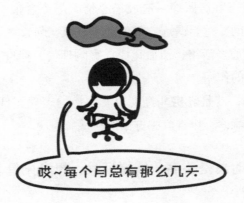

哎~每个月总有那么几天

二、如何避免经期紧张综合征?

经期紧张综合征患者应当从身心各方面进行调整。

首先，应调整心态，注意情绪调控。精神放松有助于减轻症状，如果症状比较严重，可以进行认知行为心理治疗。

其次，应合理饮食，增加营养。患者应戒烟、戒酒；限制钠盐、咖啡的摄入；多吃薯类、谷类、全麦类食品；适量增加碳水化合物、高蛋白饮食摄入；合理补充钙、镁等矿物质；适当补充$VitB_6$、$VitD$等维生素。

最后，改变生活状态。适度的身体锻炼有助于缓解精神紧张和焦虑；生活习惯要规律；晚上热水泡脚，促进全身血液循环，缓解经期疲劳不适；睡前可饮热牛奶帮助睡眠。

若经期紧张综合征症状表现严重，可在医师指导下使用药物进行治疗，例如口服避孕药，通过抑制排卵来缓解症状，减轻水钠潴留。若表现为明显忧郁或焦虑的患者，应及时到医院就诊。

三、经前或经行乳房胀痛正常吗？如何缓解？可以按摩吗？

月经前或月经期出现轻微乳房胀痛，属于正常的生理现象。一般表现为双侧乳房对称性胀痛，主要和月经期体内激素水平的变化有关系，一般月经结束后乳房胀痛的现象会改善或者完全消失。

若是月经前或月经期乳房胀痛明显，则可在医师指导下服用逍遥丸等药物改善症状。

出现经前或经行乳房胀痛，应放松心情，避免紧张、焦虑；保证足够的睡眠时间；适当锻炼；避免食用辛辣、刺激之品。

恰当的按摩可通经活络、活血化瘀、宽胸理气，促进乳腺组织血液循环，起到缓解乳房胀痛的作用。

值得注意的是，若是乳房非经期也有胀痛的表现，且经期明显加重，则患者应及时去医院就诊，排查乳腺方面的疾病。

四、来月经时总是头痛、情绪烦躁、想发火是怎么回事？需要治疗吗？

某些女性在月经期出现头痛、情绪烦躁、想发火等表现，一般经期过后即可缓解，这属于经期紧张综合征的表现，与体内激素的分泌有一定的关系。

若是经行头痛症状轻微，可不予治疗，生活中注意调畅情志即可。若是经行头痛症状严重，则应及时到医院就诊，接受治疗。

中医把来月经时头痛称为经行头痛，认为主要系气血不调所致，治宜调和气血。临床中，多对经行头痛予以分期论治，即经前行气活血，经后益气养血，并结合兼证予以对症治疗。

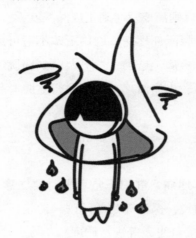

五、一来月经就鼻子出血是怎么回事？需要治疗吗？

一来月经就鼻子出血，中医称为"经行吐衄""倒经""逆经"，相当于西医的"代偿性月经"。

中医认为经行吐衄的病因病机有以下几个方面：

（1）阴虚肺燥：经期冲脉气盛，气火上逆，灼肺伤津，损伤肺络，发为经行吐衄。

（2）肝经郁火：素性抑郁，忿怒伤肝，肝郁化火，经期冲脉气盛，气火上逆，肝脉入颃颡，气火循经上犯，损伤血络，发为经行吐衄。

西医认为代偿性月经的发病机制为：由于某些女性的鼻黏膜容易受到卵巢分泌的雌孕激素周期性变化的影响，每逢月经来潮时，黏膜血管扩张，脆性增加，就会发生破裂出血的现象。另外，也有子宫内膜异位症是引起倒经的原因的说法。

若是出现一来月经就鼻子出血的情况，应及时到医院就诊，在医师的指导下进行治疗。

六、来月经时小肚子、腰骶部疼痛，肛周下坠不适是怎么回事？需要治疗吗？

来月经时小腹（小肚子）、腰骶部疼痛，肛周下坠不适，若仅为轻微的不适感，不影响生活、学习，则是经期盆腔充血导致的生理现象，不需要进行治疗。若为严重不适，且伴有头痛、恶心、呕吐、发热、水肿等症状，影响正常学习、工作及生活，则需要及时到正规医院就诊。

严重的经期小腹、腰骶部疼痛，肛周下坠不适可见于盆腔炎、子宫内膜异位症、子宫腺肌症等疾病。这类女性应及时到医院就诊，查明原因，对症治疗。月经期采取对症、止痛治疗，经净后行盆腔彩超、白带培养、妇科检查以明确疾病，对因治疗。

中医认为经期小腹、腰骶部疼痛，肛周下坠不适多因平素贪食生冷、生气抑郁、房事不洁等引起。

经期小腹、腰骶部疼痛，肛周下坠者平时要注意个人卫生，注意保暖，调整饮食，保持心情愉悦，保证充足的睡眠，适量运动。月经期可选用生姜红糖水、玫瑰花茶、生姜红枣茶等进行调理。

七、一来月经就感冒是怎么回事？

一来月经就感冒，中医称之为"经行感冒"。中医认为，此类患者多由平素气虚、卫气不足，正值月经期经血下注胞宫，全身血脉空虚，此时如感受风邪，乘虚侵袭；或素有伏邪，随月经周期反复乘虚而发。经后因气血逐渐恢复，则邪去而症状缓解。现代医学认为，月经期前后因为身体抵抗力低下，比较容易感冒。

经行感冒的女性要注意提高机体免疫力；注意休息，适量运动，多做有氧运动；保持健康的生活方式，早睡早起，避免熬夜；加强营养，增加优质蛋白质的摄入；健康饮食，少食或不食生冷、辛辣刺激之品。

八、一来月经就拉肚子是怎么回事？

一来月经就拉肚子，中医称之为"经行泄泻"。中医认为经行泄泻多与素体脾肾阳虚，肝郁脾虚，湿邪内停有关。月经期气血下注胞宫，导致脾肾更加虚弱，无法运化水谷，不能对食物进行充分的消化和吸收，水湿下注，就会表现出腹泻的症状。

现代医学认为，月经期身体分泌的雌激素及前列腺素对肠道造成刺激而导致腹泻（拉肚子）。月经期体内雌激素及前列腺素升高，使得子宫后方的肠蠕动速度加快，所以会在月经期间出现腹泻，通常月经结束后就会自愈。如经行腹泻持续数年，则会对身体健康产生影响。

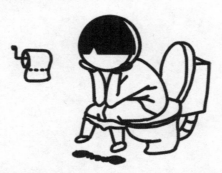

　　经性泄泻的女性平常应加强体育锻炼，增强体质，多吃营养丰富的食物，保证充足的睡眠。月经期避免食用刺激性、不易消化的食物，因其可加重腹泻。泄泻严重者可在医师指导下服用人参健脾丸、参苓白术散等中成药进行调理。症状明显，久治不愈者，应考虑存在肠道病变的可能，需做大便常规、肠镜等相关检查找到病因，进行相应治疗。

第二部分

带下篇

第一章　带下的生理特点

一、何为带下？正常带下的特点是什么？

带下是指女性阴道排出的一种液体，色白或无色透明，质黏而不稠，无特殊臭气，即现代医学中所说的阴道分泌物。阴道分泌物是由不同来源的分泌物混合而成，包括外阴汗腺分泌的油脂和汗液，以及前庭大腺、子宫颈腺体、子宫内膜的分泌物和阴道黏膜的渗出物，脱落的阴道上皮细胞、宫颈上皮细胞及白细胞，阴道常驻菌群及其代谢产物。带下具有湿润阴道，保护阴道壁的作用。

正常带下随着月经周期的变化而有所变化。带下量在月经前后、经间期、怀孕时稍增多。月经前带下可呈乳白色，无特殊气味。经间期带下质清，晶莹透明，有韧性，可拉长，呈鸡蛋清拉丝样。

二、不同年龄阶段带下的特点是什么？

新生儿期（婴儿出生后的4周内）：极少数女婴可出现少量阴道血性分泌物，属于生理范畴，一般会很快自然消失。

儿童期（出生4周至12岁）：身体发育初期，带下非常少。

青春期（13岁至18岁）：月经来潮，但生殖系统功能尚未完善，可见少量带下。

育龄期（18岁至49岁）：生殖系统发育完善，带下随着月经周期的变化而有所变化。在月经前后、经间期，带下量稍增多。妊娠期气血旺盛，带下较未孕时略多，多为白稠样，但不伴有瘙痒，无异味。

绝经过渡期（44岁至54岁）、老年期（60岁以后）：卵巢功能逐渐衰竭，带下量明显减少，但不会断绝。

新生儿期（婴儿出生后的4周内）：
在新生儿期，极少数女婴可出现
少量阴道血性分泌物，属于生理范畴，
一般会很快自然消失。

儿童期（出生4周至12岁）：
属于身体发育初期，带下较少。

青春期（13岁至18岁）：
月经来潮，但生殖系统功能尚未完善，
可见少量带下。

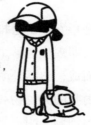

育龄期（18岁至49岁）：
生殖系统发育完善，带下随着月经周期
的变化而有所变化。在月经前后、经间期，
带下量稍增多。妊娠期，气血旺盛，
带下较未孕时略多，多为白稠样，
但不伴有瘙痒、无异味。

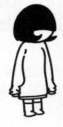

绝经过渡期（44岁至54岁）、
老年期（60岁以后）：
卵巢功能逐渐衰竭，带下量明显减少，
但不会断绝。

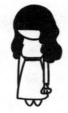

🪷 三、带下异常与哪些妇科疾病有关？

带下异常主要与阴道、盆腔、宫颈疾病有密切的关系。

带下异常最常见于阴道炎。带下量多，色白，糊状，有腥臭味，外阴轻微瘙痒，多为细菌性阴道病；带下量多，色白，呈豆渣样或凝乳状，有烧灼感，伴外阴严重瘙痒，多为霉菌性阴道炎；带下量多，黄绿色，稀薄或呈脓性，或泡沫状，伴或不伴外阴瘙痒，多为滴虫性阴道炎。

宫颈炎、子宫内膜炎、宫腔积脓可见脓性带，伴下腹痛、发热等不适。

需要注意的是，出现下列两种带下异常，则需及时前往医院就诊排查相关疾病。带下如水样，需排查输卵管积液、输卵管癌；带下恶臭、带下脓血等，需排查宫颈癌、子宫内膜癌等恶性疾病。

第二章　带下量、色、质异常的生活调护

❀ 一、哪些情况下，带下量增多属于正常？

正常情况下，带下随着月经周期（体内激素水平）的变化而有所变化。

月经前后，带下量增多，可呈乳白色，无特殊气味；经间期，带下量增多，质清，晶莹透明，有韧性，可拉长，呈鸡蛋清拉丝样；妊娠期，带下较未孕时略多，不伴异味，没有外阴瘙痒。上述带下增多皆属正常情况。

❀ 二、绝经后带下量少，阴道干涩疼痛，无法同房，该怎么办？

绝经后体内雌激素水平下降可导致带下量少，阴道干涩疼痛，严重者可出现阴道萎缩、阴道口变小，无法同房。

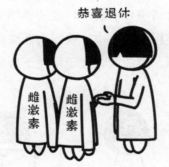

症状严重者，可在医师指导下采用激素替代疗法进行治疗，或局部使用雌激素、益生菌制剂（如软膏、阴道栓剂、凝胶等）改善阴道局部微生态环境，缓解阴道干涩。需要注意的是，是否使用激素、如何使用激素是一个非常专业的问题，需要医师考虑个体情况进行综合考量，千万不可擅自使用。

绝经后女性应该养成良好的卫生习惯，多穿透气宽松的衣物，勤换洗内裤，保持外阴局部的干燥；养成良好的生活习惯，早睡早起，适当锻炼身体；养成健康的饮食习惯，避免食用过甜、过油的食物，可适量增加豆腐、豆浆等豆制品的摄入；保持愉悦的心情，避免不良情绪；尽量居住在干燥、阳光

充足的地方，避免久居潮湿之地。

需要强调的是，喝水并不能缓解绝经后阴道干涩，出现阴道干涩疼痛等症状，应及时到医院就诊。

🪷 三、每天都使用妇科洗液清洗外阴，却越洗越痒，带下越洗越多，该怎么办？

一般情况下，没有外阴、阴道的疾病时，不需要每天都使用妇科洗液清洗外阴。正常阴道内是一个平衡、稳定的内环境，存在大量的白细胞和乳酸杆菌使得阴道保持酸性环境，且起到自净的作用，所以不需要每天使用妇科洗液清洗外阴，尤其更不可每天进行阴道灌洗，长期使用妇科洗液灌洗阴道，会造成阴道菌群紊乱，阴道局部免疫力降低，容易引起病原菌的感染，所以平时只需使用温清水清洗外阴即可。

清洗外阴可选用温开水（烧开的水凉到适宜温度）冲洗、温流动水清洗、一次性洗脸巾轻柔擦洗，亦可采用盆浴的方式。需要强调的是，如果选择盆浴，则需单独准备一个专门盆浴盆，避免交叉感染，经期禁止盆浴。

需要注意的是，每次清洗外阴前一定要洗干净双手，先清洗外阴，再洗肛周；清洗干净的外阴使用干净毛巾（或一次性洗脸巾）擦干即可。使用过的毛巾及换洗后的内裤应及时清洗，置于阳光下暴晒晾干，无太阳时可挂于通风处吹干，切忌阴干。

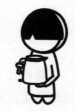 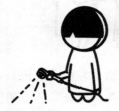 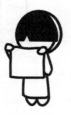 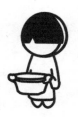

烧开的水凉到适宜温度　　　淋浴　　　使用一次性洗脸巾擦洗　　　盆浴

🪷 四、卫生护垫、卫生棉条可以每天使用吗？

带下量正常不需要每天使用卫生护垫或卫生棉条，因其长时间使用可对外阴造成刺激。若是带下量多，则可暂时性使用卫生护垫、卫生棉条。需要注意的是，带下量显著增多者应及时到医院就诊，请医师查明原因，对症治疗，避免自行使用药物。

❀ 五、带下总有异味怎么办？

现代医学认为，白带内含有宫颈、阴道、前庭大腺等分泌的黏液，以及阴道脱落的正常上皮细胞、白细胞等，这些代谢产物本身有一定的味道。外阴周围血运丰富，布满了血管，存在大量的汗腺，在散热发汗的过程可能会产生异味，但是味道并不大，也不会影响日常生活。日常生活中，不勤换内裤、不能保持外阴清洁，会导致局部异味。另外，如果每天都处于坐位，且喜欢翘二郎腿，会导致外阴局部长期处于密不透风、温暖潮湿的环境，久而久之就会造成局部有异味。

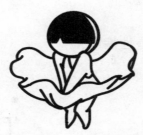

需要注意的是，某些女性会因为带下总有异味，而使用一些女性喷剂，甚或是香水喷外阴，或是使用一些含有香味的柔顺剂清洗内裤，生活中并不建议这样做，因为这些产品有可能会对外阴造成一定的刺激，甚至导致外阴皮肤过敏。

在日常生活中，避免穿紧身衣、紧身裤，尽量穿宽松、棉质的内衣裤；换洗的内裤使用温和、无刺激的内衣皂清洗；不要久坐，适量活动；饮食清淡，避免油腻、甜食；保持外阴干燥、清洁，可有效缓解带下异味的问题。

若带下出现鱼腥味、腥臭味、恶臭味，一定要及时就医，请医师排查阴道炎、宫颈炎、输卵管炎、子宫内膜炎、宫颈癌等相关疾病。

❀ 六、同房后带下夹杂血丝正常吗？

正常情况下，同房后带下是不会夹杂血丝的。

带下夹杂血丝者需要及时就诊，在妇科医师的指导下进行甄别诊断。

某些女性同房后阴道夹杂血丝需要分析此时处于月经的什么时期。有些患者是排卵期出血，在这个时间段正好同房，导致带下夹有血丝。有些孕早期的患者，不知道自己已怀孕，同房后有少量出血，到医院检查时才发现怀孕。月经前后同房有时候也会导致带下夹杂血丝。

引起同房后带下夹杂血丝的常见疾病包括：①阴道炎症：如严重的滴虫性阴道炎、外阴阴道假丝酵母菌病，阴道黏膜会明显充血，甚至宫颈有出血点，在同房后可见带下夹杂血丝；②宫颈病变：如宫颈糜烂、宫颈上皮内瘤样改变、宫颈癌可引起接触性出血，导致同房后带下夹杂血丝；③某些宫颈管、宫腔内病变亦可引起同房后带下夹杂血丝。

同房后带下夹杂血丝者，要注意观察出血时间、出血量，及时到医院就诊，查清原因，对症处理。多次出现同房后带下夹杂血丝者，特别是绝经后女性，务必尽快去医院明确病因。

❀ 七、滴虫性阴道炎是性病吗？

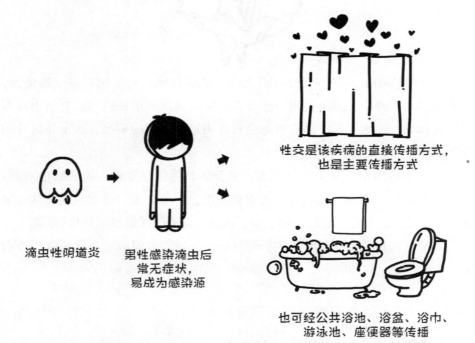

性交是该疾病的直接传播方式，也是主要传播方式

滴虫性阴道炎　男性感染滴虫后常无症状，易成为感染源

也可经公共浴池、浴盆、浴巾、游泳池、座便器等传播

滴虫性阴道炎不属于性病，但性交是该疾病的直接传播方式，也是主要传播方式。男性感染滴虫后常无症状，易成为感染源。滴虫也可经公共浴池、浴盆、浴巾、游泳池、座便器等传播。

滴虫性阴道炎的主要症状是阴道分泌物增多及外阴瘙痒，间或有外阴、阴道灼热，疼痛，性交痛等。阴道分泌物的典型特点为稀薄泡沫状、黄绿色、有臭味。瘙痒部位主要是阴道口和外阴。

女性感染滴虫性阴道炎后，需要性伴侣同时治疗，治疗期间禁止性生活，且在治愈前避免直接接触性同房，必要时采用避孕套防护同房。

滴虫性阴道炎易重复感染，为避免重复感染，患者的内裤及洗涤用的毛巾应煮沸5~10分钟以彻底消灭病原体。

需要注意的是，临床中，滴虫性阴道炎可合并其他性传播疾病。

八、怎么做才能预防带下病呢？

外阴如果长期处于潮湿的状态，易滋生细菌，造成外阴瘙痒、带下异常。平素保持外阴局部干燥清洁，勤换内裤可有效预防带下病。

日常清洗内裤时，建议单独手洗，并用开水烫洗或煮沸5~10分钟以上，尽量阳光暴晒晾干，无太阳时可挂在通风处吹干，切忌阴干。避免使用洗衣机清洗内裤，因为洗衣机滚筒内部容易藏匿细菌，尤其是在阴暗潮湿的环境下，细菌可大量滋生，平时应注重对洗衣机的清理、消毒。

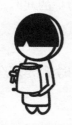

用开水烫洗
或煮沸5~10min以上

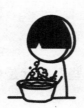

单独手洗

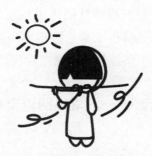

尽量暴晒，无太阳时
挂在通风处吹干

九、在公共澡堂泡澡会得妇科炎症吗？

某些妇科炎症，如滴虫性阴道炎、霉菌性阴道炎等可经过公共浴池、浴盆、浴巾等进行传播。在公共澡堂泡澡，尤其是与患有传染性阴道炎或性病的患者一起泡澡，或者不注意个人防护，随意无防护躺、坐，存在得妇科炎症的风险。

建议在公共澡堂洗澡采用淋浴的方式，且使用自己的浴巾、毛巾等日常用品，不建议采用泡澡的方式。

在公共澡堂洗澡建议淋浴，且使用自己的日常用品

十、游泳后感染外阴阴道假丝酵母菌病该怎么办，还能再次游泳吗？

外阴阴道假丝酵母菌病俗称霉菌性阴道炎。游泳后感染霉菌性阴道炎可能是由于泳池卫生条件不达标、共泳者患有霉菌性阴道炎或脚气、患者自身抵抗力差等多种原因所致。

患霉菌性阴道炎后应在正规医院进行规范治疗。霉菌性阴道炎可通过接触传播，且在阴道抵抗力弱时，易再次感染导致复发；在治疗过程中，如自觉症状好转即自行随意停药，容易导致霉菌治疗不彻底，甚者可引起耐药，进而使霉菌性阴道炎反复发作。所以，在霉菌性阴道炎没有彻底治好之前，不建议再次游泳；霉菌阴道炎治疗彻底后，可在做好自身防护的同时，选择卫生条件好的游泳池再次游泳。

十一、常见阴道炎症有哪些？症状是什么？治疗时需要老公一起吗？

常见的阴道炎症有细菌性阴道病、滴虫性阴道炎、外阴阴道假丝酵母菌病（俗称霉菌性阴道炎）等。

1.细菌性阴道炎　症状因人而异，有的人表现为阴道异味（严重的鱼腥味）；有的人表现为阴道大量白色、灰色分泌物，月经来潮前增多，会在内衣上留下污渍；有的会出现轻微的瘙痒和烧灼感，可能与频繁性交、多个性伴侣，以及阴道灌洗使阴道碱化有关系。细菌性阴道病的发病虽与多个性伴侣有关，但研究发现对性伴侣同时治疗并未改善治疗效果、降低复发率，因此，性伴侣不需要一起常规治疗。

2.滴虫性阴道炎　有些患者无自觉症状，是通过白带涂片检查时发现的；有些患者表现为黄绿色、泡沫状带下，伴有严重瘙痒。滴虫性阴道炎主要通过性生活传播，或是共用浴巾、毛巾、坐便器等用品传播，因此，性伴侣应该同时进行治疗，且双方在治愈前避免无保护性性行为。

3. 外阴阴道假丝酵母菌病（霉菌性阴道炎）　主要是内源性感染，少数通过性交传染，可因滥用抗生素引发。寄生于口腔、阴道、肠道的假丝酵母菌（霉菌）可相互传染。霉菌性阴道炎最常见的症状是豆腐渣样白带，主要的特点为反复发作、迁延不愈。临床中一般不对性伴侣进行常规治疗，但是对有龟头炎症状的男性应进行假丝酵母菌检查及治疗，以预防女性重复感染。复发性霉菌性阴道炎患者，建议同时对性伴侣进行治疗。

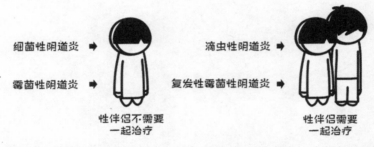

为避免性相关传染疾病，生活中应避免多个性伴侣，同时也要了解性伴侣既往是否存在多个性伴侣。

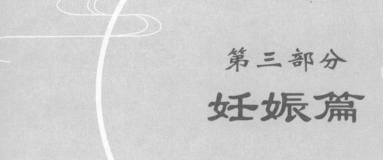

第三部分

妊娠篇

第一章　备孕期生活调护

🪷 一、孕前需要做哪些检查？

在准备开启人生新篇章前，很多女性朋友都会主动加入备孕大军，争取以最好的状态迎接新生命，最大程度上保证准妈妈和宝宝的健康，因此建议女性在孕前做好相关检查。

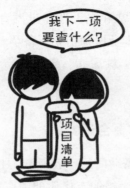

一般身体健康，没有任何基础疾病的女性，孕前做常规检查即可。具体检查项目有：

1.**妇科检查**　了解生殖道情况，检查是否存在生殖道畸形、肿物及炎症等影响受孕的情况。

2.**妇科超声检查**　查看子宫、输卵管、卵巢是否正常，保证宝宝有个安全可靠的房子；监测排卵，了解有无规律排卵，以便在排卵前后同房，提高受孕几率。

3.**实验室检查**　淋球菌、梅毒螺旋体、沙眼衣原体等病原体感染可导致不孕、异位妊娠、胎儿宫内感染、胎停育；弓形虫、单纯疱疹病毒、巨细胞病毒、风疹病毒及其他微小病毒感染可导致孕早期流产或胎儿畸形；阴道炎可在妊娠期引起绒毛膜羊膜炎、胎膜早破、早产等不良妊娠结局。若有上述情况，建议治愈后再行备孕。

年龄＞25岁，性生活史＞2年，有同房阴道出血者，建议行宫颈液基细胞及HPV检查排除宫颈病变，为怀孕做好准备。

4.内分泌检查 抽血做性激素、甲状腺功能检查以了解卵巢功能、排卵情况及甲状腺功能。

5.传染病检查 行传染病检查以了解有无传染性疾病。若患有艾滋病、梅毒、乙肝、丙肝等传染性疾病，需积极治疗，待病情稳定后怀孕，并积极做好阻断措施，防止母婴传播。

6. ABO溶血检查 女性为O型血，丈夫为A型或B型血，或有不明原因流产史的夫妻，需进行ABO血型抗体的筛查，以避免婴儿发生溶血症。

7.染色体检查 有反复流产史、家族遗传病史的人群建议行外周血染色体检查，先天性性腺发育异常和先天性卵巢发育不良综合症等遗传病患者，需进行专业遗传咨询后，在专业医师指导下备孕。

8.其他 既往有高血压、糖尿病、癫痫等病史者，要先治疗基础病，待适合怀孕的时候方可备孕。

二、备孕多久后怀孕更合适？

平时身体健康的女性，备孕时间一般为3个月。

之所以进行备孕，是因为想拥有优质卵泡，达到优生优育之目的。我们平时所说的卵泡成熟实际上是卵泡生长的最后阶段，即卵泡期（月经周期的第14～15天）。真正的卵泡发育是从始基卵泡开始，发育到窦前卵泡，再从窦前卵泡发育到窦卵泡，最后形成成熟卵泡排出卵子。从窦前卵泡发育到成熟卵泡，严格讲大体需要3个月的时间。精子的发育成熟，即从精原细胞发育成为成熟的精子也大约需要90天的时间。故而，备孕时间一般为3个月。

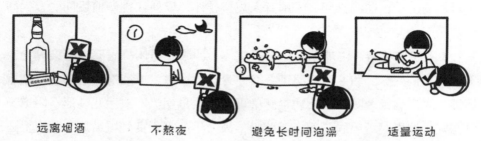

远离烟酒　　　　不熬夜　　　　避免长时间泡澡　　　　适量运动

男女双方若有妊娠计划，则需要一起到医院进行详细的孕前检查。备孕期间应作息规律；注意饮食营养及个人卫生；适量运动，增强体质；戒除烟、酒等不良生活习惯。另外，还应在医师指导下服用叶酸片，以预防胎儿神经管畸形。备孕是男女双方共同的事情，为了提高精子质量，男性在备孕期间应禁烟、禁酒，不熬夜，并避免长时间泡澡。

❀ 三、多大年龄最适合怀孕？

女性怀孕的最佳年龄为21～35岁，此年龄段女性的卵子质量好，子宫内膜较适合受精卵着床、生长、发育。

年龄＞35岁，初次怀孕的女性为高龄初产妇。35岁以后，女性卵巢的储备功能明显下降；37岁以后，卵巢储备功能急剧下降，卵子质量也明显下降。优秀的卵子对于妊娠的成功非常重要，35岁以后，随着卵子质量的下降，女性生育能力也明显下降，胚胎的质量也受到影响；由于卵巢功能的下降，子宫内膜的环境也受到影响，影响受精卵着床、生长、发育，进而影响胚胎的质量，胚胎停育的几率也相应增高。

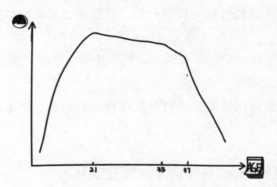

《黄帝内经》有云："女子七岁，肾气盛，齿更发长。二七而天癸至，任脉通，太冲脉盛，月事以时下，故有子。三七，肾气平均，故真牙生而长极。四七，筋骨坚，发长极，身体盛壮。五七，阳明脉衰，面始焦，发始堕。六七，三阳脉衰于上，面皆焦，发始白。七七，任脉虚，太冲脉衰少，天癸竭，地道不通，故形坏而无子也。"古人认为最合适生育的年龄在三七和五七之间，即21~35岁。因为五七以后，肾气就开始慢慢衰弱了。

当然了，在现代社会，什么时候怀孕还是要综合患者自身身体状况，以及家庭经济、夫妻之间家庭的规划进行选择的。

🪷 四、该如何优生优育呢?

优生优育既是国家政策的号召,也是每对夫妻的愿望。优生优育可以从以下几个方面做起:

1.把握最佳怀孕时期　最佳生育年龄为女性21～35岁,男性27～35岁。女性排卵期同房易于受孕。

2.做好优生检查　做好孕前检查,若有风疹病毒、巨细胞病毒、单纯疱疹病毒、弓形虫感染,病原体血清抗体Ig-M呈阳性,则应治疗痊愈后再怀孕。若有遗传性疾病,应在专业医师指导下备孕。

3.做好生活调适　怀孕前3个月戒烟、戒酒;健康饮食,加强营养,多食用富含蛋白质、维生素、矿物质的食物;适当锻炼;建议男女双方都在医师指导下每日服用叶酸片;远离重金属污染、放射性污染等有害场所;男性最好不要穿紧身裤;避免食用熏烤类及腌制类食物,少吃罐头,少喝碳酸饮料,避免高铅、高铝食品的摄入;避免接触有毒、有害物质。

4.谨慎用药　不滥用抗生素、镇静剂、激素类药物。

5.调畅情志　保持轻松愉悦的心情,营造和谐的家庭氛围,怀孕后可适当进行胎教。

6.按时产检　怀孕后按时在医院建档、建卡,规律产检,依从医嘱保质、保量产检。

7.其他　避免近亲结婚。患有严重精神分裂症者、严重遗传性疾病者应做好避孕工作。

🪷 五、怀孕后,女性身体会发生哪些变化?

怀孕后,女性机体为满足胎儿的生长、发育,会发生一系列改变:

1.生殖系统的变化　女性怀孕以后,最早产生变化的是子宫,子宫增大、血流量增加;卵巢停止排卵;阴道壁变厚、充血、水肿;会阴体增厚。

2.乳房变化　随着孕周的增加,乳房会逐渐变大;乳头、乳晕会因色素沉着而颜色加深;乳晕周围有少量的结节,即蒙氏结节。妊娠晚期,会有少量的乳汁分泌,为产后泌乳做好准备。

3.体温的变化　怀孕后,卵巢形成黄体,开始分泌孕酮,孕酮影响体温调节中枢,所以体温持续保持正常高值,孕妇会感到身体灼热,温度升高。

4.皮肤的变化　受到激素变化的影响，孕妇的皮肤会容易变黑，尤其是脖颈处、腋窝、胸部等位置。怀孕后，多数女性会出现妊娠纹，这是皮肤弹性纤维断裂所致，可通过适当体育锻炼、控制体重以减少妊娠纹。

5.腹部的变化　妊娠8周左右，腹部开始慢慢变大。

6.其他　孕早期由于逐渐增大的子宫压迫膀胱，可出现尿频。妊娠28周后，身体受到荷尔蒙及增大子宫压迫的影响，会出现肿胀。

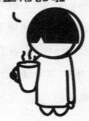

都是很正常的啦

六、怀孕当月喝酒了，影响宝宝吗？

备孕期间，应戒酒。若怀孕当月喝酒了，应尽早就医，由医师进行专业评估。若可继续妊娠，则在怀孕期间务必做好各项孕检。

一般在妊娠 $11 \sim 13^{+6}$ 周时，进行NT检查，测量胎儿颈后透明层厚度，如果厚度超过3mm，说明颈后透明层增厚，胎儿染色体发育异常和心脏发育异常的可能性会明显升高，这是一次畸形小排查。

在妊娠15～20周，进行唐氏筛查；妊娠20～24周，做系统的四维彩超进行大排畸；妊娠28～32周做系统的超声检查进行小排畸。

通过完善各项检查，基本可以明确孩子是否发育正常。

七、老公饮酒后同房怀孕的宝宝健康吗？

酒精对精子的发育有影响，长期喝酒或是酗酒会对精子发育产生影响，有致畸的风险。精子从发育到成熟需要约90天的时间，若是男性偶尔饮酒后同房导致女性怀孕，一般不会对宝宝的健康造成影响，但是从优生的角度来看，有这种情况的孕妇更应该规律产检，遵医嘱在妊娠 $11 \sim 13^{+6}$ 周完善NT检查；妊娠15～20周完善唐氏筛查；妊娠20～24周完善四维彩超排畸检查。

八、怀孕时吃药会影响宝宝的健康吗？

部分药物可直接通过胎盘影响胎儿；部分药物可导致母体发生变化，进而间接影响胎儿，因此，孕期安全用药非常重要。

对妊娠期女性用药的药品安全性，美国食品药品管理局（FDA）将其分为了A、B、C、D、X五类。

A类药物：极少，对胎儿的影响甚微，是最安全的。维生素属于此类药物，如维生素B、维生素C等。需要注意的是，正常范围量的维生素A是A类药物，而大剂量的维生素A，如每日剂量2万IU，即可致畸，属X类药物。此外，左甲状腺素钠属于A类药物，但应在医生指导下使用。

B类药物：动物实验中并未显示对胎儿的危险，尚缺乏人体试验，相对安全。B等级的药物不多，部分抗生素属于此类，如青霉素类及绝大多数的头孢菌素类药物都是B类药物。

C类药物：动物实验中证实对胎儿有不良反应，缺乏人体试验，此类药物只有在权衡对孕妇的益处大于对胎儿的危害之后，才能使用。常见的药物有：抗生素类，如喹诺酮类、万古霉素、咪康唑等；消化系统药物，如奥美拉唑；降压药，如氨氯地平等。

D类药物：有明确证据显示此类药物对人类胎儿有危害性，临床中尽量避免使用。常见的药物有：伏立康唑、妥布霉素、链霉素、卡马西平等，以及沙坦类降压药等。

X类药物：在动物或人的研究中已证实可使胎儿异常，妊娠期女性应禁用。常见的药物有：他汀类降脂药；利巴韦林等抗病毒药；米非司酮、炔诺酮、缩宫素等激素类药物；以及沙利度胺、华法林、甲氨蝶呤等。

无妊娠期分级的药物并不意味着对妊娠女性是绝对安全的，使用时应参阅完整药品信息中"孕妇及哺乳期女性用药"部分。许多外用药物没有妊娠期分级，系因一般情况下，只有微量的外用药物可以经皮吸收入体内。但是，如果长期、大面积使用外用药物，体内的药物含量也会增加。虽然一些中药材、中药饮片、中成药无妊娠分级，但是妊娠期应用也应予以足够的重视。

妊娠期合理用药对保障母儿安全，维护胎儿的正常发育意义重大。妊娠期非必要不用药，如确需用药，一定要在专业医师的指导下科学、合理用药。

九、"妊娠期做 X 线检查就一定会引起胎儿畸形"的说法对吗？

"妊娠期做X线检查就一定会引起胎儿畸形"的说法是比较片面的。

高剂量X线会对胎儿造成严重损伤，导致胎儿发育迟缓、小脑畸形、智力发育障碍，增加儿童恶性肿瘤风险，甚至导致流产。

若是经过医师评估，在必要情况下必须进行的诊断性X线检查（＜50mGy），只要做好防护，对胎儿的影响则微乎其微。但是，一定要注意严格定期产检。

十、胎停育或自然流产过 1 次，还能怀孕吗？需要做哪些检查？

胎停育或自然流产过1次的女性还可以再次怀孕，但应在避孕3~6个月后再备孕，同时根据自身情况，遵医生建议在妊娠前进行盆腔彩超、优生检查、内分泌、免疫、血型、染色体和基因等多方面的相关检查。

1.盆腔彩超　了解子宫有无纵隔、单角、残角、宫颈内口机能不全等影响胚胎发育及胎儿存活的情况。

2.优生五项　主要检查是否存在弓形虫感染，以及风疹等可能造成胚胎畸形，甚至胎停育的病毒感染的情况。

3.内分泌检查　甲状腺疾病、糖尿病等所致内分泌异常可影响卵子质量及胚胎发育，导致胎停育。

4.免疫系统检查　排除免疫缺陷。

5.血型检测　避免溶血发生，尤其是女性血型为O型的时候，一定要提高警惕。

6.基因检查　遗传因素导致的胎停育、自然流产较多。因此，有此类病史的女性再次受孕前，建议进行基因检查，如夫妻双方行外周血染色体检查以排除染色体异常。

十一、有反复自然流产病史，备孕时需要注意些什么？

连续发生自然流产2次或2次以上者称为反复自然流产。有反复自然流产病史者，由于屡孕屡败，容易有较大的心理、生理负担，此类人群再次试孕应至少距上次流产半年以上，且完善下列相关检查排查流产原因，发现问题及时予以纠正、治疗。

1.染色体检查　有2%~5%的反复自然流产者，夫妻中至少有一方存在染色体平衡结构异常。胚胎染色体异常也是反复自然流产最常见的原因。建议有反复自然流产史的夫妻进行外周血染色体核型分析，并对流产物进行染色体核型分析。

2.生殖系统检查　盆腔超声检查是反复自然流产者的必备检查。怀疑存在子宫解剖结构异常，如子宫畸形、子宫肌瘤、宫腔粘连、宫颈机能不全者，需行三维超声、宫腔镜或腹腔镜检查。

3.免疫检查

（1）妊娠10周前反复自然流产者，以及曾有1次或1次以上不明原因妊娠10周后流产者，建议行抗磷脂抗体及自身抗体筛查，以排除免疫因素及自身免疫紊乱所致反复自然流产；亦可行封闭抗体检查及外周血中NK细胞检查。

（2）先天性血栓前状态、获得性血栓前状态可导致流产发生，主要筛查指标包括凝血相关检查（凝血四项、D-二聚体）、相关自身抗体（ACA、β2GP1、LA），以及同型半胱氨酸（Hcy）、蛋白C、蛋白S、Ⅻ因子、抗凝血酶Ⅲ（AT-Ⅲ）等。

4.内分泌检查　糖尿病、甲状腺疾病、多囊卵巢综合征、黄体功能不全都可能导致反复自然流产，因此，建议行性激素、甲状腺功能、空腹血糖检查，必要时行糖耐量检查。

5.微生物检查　行生殖道分泌物、支原体、衣原体培养，以及TORCH筛查，以排除感染因素。

备孕期间，应避免接触铅、汞等有毒害的物质，避免接触X线等放射物质。夫妻双方应保持心情舒畅，适当锻炼，增强体质。

十二、备孕多久不成功，应去就医？

夫妇双方有正常性生活，1个月能成功受孕者约为25%，6个月内能成功受孕者约为40%，8个月内能成功受孕者约为70%，1年内能成功受孕者约为90%。如果夫妻之间有正常的性生活，且未采取任何避孕措施，超过1年未成功受孕，则应前往医院就医。

详情可以把书翻到
不孕症

详情可以把书翻到 不孕症

🪷 十三、"得了多囊卵巢综合征就不能怀孕了"的说法对吗?

多囊卵巢综合征是临床中常见的卵巢内分泌功能失调性疾病,往往存在生殖、代谢两方面的紊乱,临床表现为稀发排卵甚至不排卵,部分患者合并不孕。但并不是"得了多囊卵巢综合征就不能怀孕了",只是患有多囊卵巢综合征的女性怀孕几率较正常女性低一些。多囊卵巢综合征患者通过治疗,恢复卵巢排卵,可有效提高怀孕几率。

多囊卵巢综合征患者备孕可从以下几方面着手:

1.**生活干预** 包括饮食控制、适当运动、控制体重、保持心情愉悦。

2.**医疗干预** 在专业医师指导下口服激素类药物调整月经周期,促排卵药物诱导排卵,指导同房以助孕。中医药调经助孕。少数治疗不效者,可考虑辅助生殖技术助孕。

因此,多囊卵巢综合征经过规范诊疗,还是可以怀孕的。

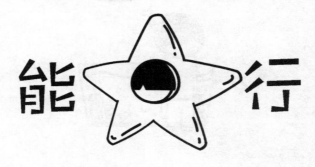

能★行

🪷 十四、试管婴儿的孩子和自然妊娠的孩子一样吗?

1978年,首例试管婴儿诞生。从目前的统计数据来看,试管婴儿的孩子和自然受孕的孩子并无显著区别。

首先，从怀孕过程来看，早孕期试管妊娠流产率与自然妊娠流产率相似，试管妊娠胎儿畸形率与自然妊娠胎儿畸形率相似。

其次，从出生情况来看，试管婴儿与自然妊娠婴儿出生时Apgar评分并无明显差别（Apgar评分是评价新生儿的一个重要指标）。

再次，从生长发育来看，试管婴儿在体格、精神、神经、运动、语言、社会适应等方面的发育均与自然妊娠婴儿没有明显差别。

最后，从生殖能力看，试管婴儿亦拥有正常的生殖能力。世界上第一位试管婴儿现在已经结婚，并通过自然受孕成功生育。

十五、备孕期同房次数越多，越容易怀孕吗？

并不是备孕期同房次数越多，越容易怀孕。

精子成熟需要时间，正常情况下，精子的生长周期为90天左右。备孕期如果每天都同房，甚至一天同房几次，会造成精液量减少，精子密度下降，甚至未成熟的精子被排出，反而影响受孕能力。

同房过于频繁，容易导致女性产生抗精子抗体，继而影响受孕。

备孕期，同房频次以一周2~3次为宜，这就好像鱼缸里面的水一样，科学换水，鱼才健康。

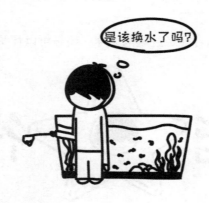

第二章　孕期生活调护

🪷 一、孕期产检有哪些内容？

规范和系统的产前检查是保障母儿健康及安全的关键，不同孕周的产检内容不一样。

1.**妊娠6~13周**　建立妊娠期保健手册，第一次建档需要有孕前和孕期的以下检查结果，如血常规、尿常规、血型、肝肾功能、甲状腺功能、传染病筛查、心电图检查、白带常规、淋球菌培养，以及彩超结果，必要时行梅毒PCR筛查。

2.**妊娠11~13^{+6}周**　除常规产检（宫高、腰围、胎心、血压、体重、血常规、尿常规）外，行NT检查以排查胎儿畸形。

3.**妊娠15~20周**　除常规产检外，行唐氏筛查。

4.**妊娠20~24周**　除常规产检外，行四维彩超大排畸，检查胎儿有无畸形。

5.**妊娠24~28周**　除常规产检外，行糖耐量检查，了解孕妇有无糖尿病。

6.**妊娠32周**　除常规产检外，行彩超以了解有无胎盘位置异常；抽血化验查孕妇有无贫血、有无肝功能改变的情况。

7.**孕36周后**　每周1次产检，并行胎心监护。存在合并症的孕妇，需根据合并症增加相应的检查项目。

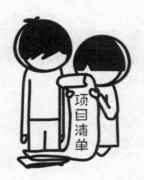

为了生一个健康的宝宝，每一位准妈妈都应该前往正规的医疗机构规范产检、按时产检。

二、什么情况下需要做产前诊断？

孕妇出现下列情况时应做产前诊断：

（1）孕期发现羊水过多或过少者；

（2）超声提示胎儿发育异常或可疑胎儿畸形；

（3）孕早期接触过或服用过可能导致胎儿先天缺陷的物质或药物；

（4）有遗传病家族史或曾经分娩过严重先天性缺陷婴儿；

（5）曾有两次以上不明原因的流产史；

（6）孕期发生死胎，或新生儿死亡者；

（7）孕期唐氏筛查结果异常者。

年龄＞35岁的孕妇，建议先行无创DNA检查，结合既往产检结果，决定是否做产前诊断。

三、无创 DNA 必须做吗？

无创DNA检测是近年来的一项产前检查技术，通过对母亲的血进行检查以了解胎儿有无13-三体、18-三体、21-三体综合征三种染色体非整倍体异常。下列人群应行无创DNA检查：

（1）年龄＞35岁的孕妇。

（2）唐氏筛查高风险的孕妇。

（3）围产保健中，彩超检查提示胎儿存在结构异常的孕妇。

（4）有介入性产前诊断（羊水穿刺）禁忌证者，如先兆流产、发热、有出血倾向、感染未愈等。

（5）生育过染色体异常胎儿的孕妇。

（6）夫妻双方家族中有染色体异常胎儿的孕妇。

（7）夫妻双方有致畸物质接触史者。

（8）多胎妊娠等。

四、怀孕期间，叶酸吃对了吗？

孕期机体对叶酸的需求量增加，但人体自身无法合成叶酸，而且食物中的叶酸转化率不足，因此，孕期补充叶酸尤为重要。

正确的叶酸补充方法如下：

孕早期女性多吃富含叶酸的食物，如蘑菇、菠菜、白菜、猕猴桃、橘子、动物肝脏等，养成健康的生活方式，保持合理体重，降低胎儿神经管缺陷的发生风险。

无高危因素的孕妇，怀孕早期建议每日补充叶酸0.4mg或0.8mg。存在以下情况者，可酌情增加补充剂量或延长孕前增补时间：①居住在北方地区，尤其是北方农村地区者；②新鲜蔬菜和水果食用量小者；③血液叶酸水平低者；④备孕时间较短者。

既往有神经管缺陷胎儿出生的孕妇，建议每日服用4mg叶酸，至少在孕前1个月就开始，并坚持在孕后的前3个月一直遵医嘱服用，3个月以后则每日口服0.4mg。

五、怀孕后什么时候开始补钙合适？

孕妇体内钙元素不足，会影响胎儿骨骼的发育，同时孕妇自身也可能会出现小腿抽筋、牙齿松动、腰酸背痛等不适情况。

如果孕妇平素不缺钙，一般妊娠早期是不需要补钙的。

妊娠16周起，胎儿骨骼开始发育，孕妇钙的需求量增加，每天需要1000～1200mg的钙，但饮食摄取的钙远不能满足胎儿生长的需求，故需额外补充。孕妇每天可以喝500ml的牛奶，也可以吃钙含量为500mg的钙片，同时，多吃豆腐、海带、鲫鱼、黄豆、蛋类、绿叶蔬菜、坚果等富含钙质的食物，尽量多晒太阳，促进钙的吸收。孕晚期每天补充钙600～1000mg，直至哺乳期结束。

但是，孕期补钙要适量，过多摄入钙容易造成胎盘钙化，影响胎盘功能，如果胎盘功能过早老化，对胎儿不利，必须提前终止妊娠。

六、怀孕后多长时间做彩超能看到孕囊？

孕囊是胎儿形成前的原始胚胎组织，经过一段时间的发育会逐渐出现胎芽、胎心，逐渐发育成胎儿。一般情况下，正常宫内妊娠，怀孕35~40天左右可通过B超在子宫内看到孕囊，不过因个体差异而致受孕时间推迟者，可能会推迟至孕45天左右时才能看到孕囊，此时，彩超可见小孕囊。

另外，如果平素月经比较正常，但是受孕后到了正常可看到孕囊时间又看不到孕囊者，则需警惕宫外孕。此时，需要使用经阴道彩超对盆腔进行仔细检查以排除宫外孕。

七、怀孕后出现阴道出血、肚子疼、腰酸，该怎么办？

怀孕后出现阴道出血、肚子疼、腰酸，应及时前往医院就诊，在医师指导下完善血清人绒毛膜促性腺激素检查；根据停经天数，酌情行B超诊断了解是宫内妊娠还是异位妊娠，排除异位妊娠后，则需考虑是否为先兆流产。

如果仅为少量阴道流血和轻微下腹隐痛不适，则可在专业医师指导下卧床休息，尽量减少活动，密切观察阴道出血及腹痛情况，必要时保胎治疗；同时保持良好的心态，因紧张或压力大会加重先兆流产的症状，不利于胚胎发育。

如果阴道出血量较多、下腹疼痛明显，则可在专业医师指导下使用黄体酮类药物维持黄体功能，以及口服益气养血、补肾固胎的中药对症保胎治疗。

如果阴道出血、肚子疼，确诊系因异位妊娠所致，则应结合孕妇具体情况，在专业医师的指导下根据具体情况进行保守治疗或手术治疗。

八、孕晚期出现哪些情况提示临产了？

规律且逐渐增强的子宫收缩是临产开始的标志，此时宫缩持续时间约为30秒，间歇5~6分钟，伴随进行性宫颈管消失、宫口扩张和胎先露部下降。

一般情况下，分娩发动前，会有先兆临产，即会出现预示孕妇不久即将临产的症状：

1.假临产　孕妇在分娩前1~2周，常有不规律的子宫收缩。这种宫缩与临产后的宫缩相比，持续时间短、间歇时间长，且不规律，宫缩强度不增加。此时，宫缩常在夜间出现，清晨消失，只引起轻微的下腹部胀痛，无宫颈口扩张。在医师指导下，使用小量镇静剂能抑制这种"假阵缩"。

2.胎儿下降感　多数孕妇会有肛门不自主地想用力、有排便的感觉，与之前相比，上腹部较舒适，进食量增加，呼吸轻快。

3.下腹部有受压迫的感觉　胎儿下降到骨盆入口处，会导致孕妇出现下腹部坠胀，感到腰酸腿痛，走路不方便；以及出现尿频等症状。

4.见红　就是少量出血，系因包裹着胎儿的羊膜与子宫壁分离，毛细血管破裂导致出血。见红是分娩即将开始比较可靠的征兆。若阴道出血量超过月经量，则需要排除有无前置胎盘、胎盘早剥等妊娠晚期出血性疾病。

5.阴道流水　即破水。规律宫缩致胎膜破裂，导致孕妇阴道流出羊水，此时距离分娩正式发动就很近了，一定要及时住院进行观察。

九、怀孕后恶心、呕吐正常吗？什么情况下需要就医？

正常情况下，绝大多数孕早期女性会出现恶心、呕吐等临床表现，这些表现多于妊娠6周时出现，妊娠9周时最严重，妊娠12周左右消失。通常只有0.3～1%发展为妊娠剧吐。

早期孕吐与妊娠后血清升高的绒毛膜促性腺激素有关，通过调整饮食，保证充足的休息时间就能得到改善。

如妊娠后孕吐剧烈，每日呕吐十数次或数十次以上，食入即吐，呕吐物夹杂胆汁、血液，甚至完全不能进食、饮水，且有尿少、乏力、消瘦、心慌等症状，则需立即就医，防止发生酮症酸中毒，影响孕妇及胎儿的健康及生命。

若妊娠反应于妊娠12周消失后，于妊娠20周左右再次出现，且恶心、呕吐严重，甚至不能进食，则需及时就诊。

十、怀孕后宫腔有积液，严重吗？

怀孕后出现宫腔积液，会让很多孕妇感到紧张。一般宫腔积液有两种可能：

1.生理性的宫腔积液　为受精卵着床时导致少量子宫内膜脱落而形成宫腔积液，一般出现在怀孕前3个月内，可以暂时观察，不用特别处理。

2.病理性的宫腔积液　需要考虑下列原因：①是否有先兆流产；②子宫发育是否存在问题，比如子宫畸形或子宫内膜发育异常；③是否存在怀孕后激素水平不足，卵巢功能异常；④是否存在盆腔炎、阴道炎等感染因素；

⑤是否存在免疫排斥。

怀孕后出现宫腔积液，如果孕妇没有不适症状，建议先观察，不用过于紧张。一旦孕妇出现阴道出血，则应及时就诊，在医师指导下保胎治疗，密切关注宫腔积液的吸收程度。若孕晚期出现宫腔积液，则需进行彩超检查，了解胎盘位置，排除前置胎盘、胎膜早剥、胎儿宫内发育迟缓等情况。

十一、怀孕后能同房吗？

怀孕以后，夫妻双方可在孕中期进行适当的性生活，但必须以不伤害孕妇及胎儿为首要原则。

对于正在备孕的夫妻来说，怀上宝宝是一件非常欣喜的事情，但是整个孕期持续时间较长，很多夫妻都有"孕期是否能同房"的疑虑。从医学角度来讲，孕期是可以同房的，但必须避开孕期的前3个月和后3个月，因前者可能会因同房引起流产，后者可能会因同房导致早产。

孕期适度和健康的性生活可以增进夫妻感情，对胎儿的发育有好处。但同房时需要注意以下几点：

1.同房要根据孕妇的身体情况而定　若胎儿本身不稳，同房会增加流产的可能性，故而这种情况是不建议同房的。

2.同房要严格做好卫生清洁工作　避免细菌或者病毒通过阴道进入宫腔，影响胎儿生长发育，甚至导致流产等不良后果。

3.同房的频率要节制，动作要轻柔　过度性生活会给孕妇的身体造成负担，不利于胎儿生长、发育。同房时男性的动作一定要轻柔，并避免压到女性的肚子。同房后，一旦孕妇出现腹痛、阴道出血等不适，应立即前往医院诊治，避免不良事件的发生。

十二、怀孕后能运动吗？

一般来讲，孕期适当的运动可以帮助孕妇缓解压力、提高自身免疫力，但是剧烈的运动可能会对胎儿的生长发育造成影响，甚至导致流产，因此，孕期选择恰当的运动方式非常重要。

许多孕妇在怀孕期间会出现烦躁或抑郁的情绪，适当的运动可帮助孕妇分散注意力、增强体魄、提高免疫力，为生产贮备能量。孕妇可根据身体状况，参加一些运动量不是很大的活动，如散步、瑜伽。

需要注意的是，并不是所有的孕妇都适合运动，如果孕早期出现下腹痛、阴道出血等症状，不但不能运动，还需在医师指导下卧床休息，必要时还需保胎治疗，待症状消失后才能逐渐下地走动。既往有多次自然流产史、宫颈功能不全的孕妇，运动需慎重。

因此，怀孕后能不能运动要根据孕妇的自身情况来定。运动时，孕妇要注意补充水分；避免受风，以免引发感冒；运动后要注意休息。

孕妇运动时一旦出现身体虚弱、腹痛或阴道出血等情况，应及时前往医院诊治。

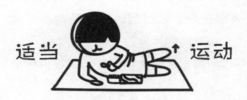

🪷 十三、怀孕后能吃山楂吗?

因山楂有导致子宫收缩的可能，故而孕妇最好不要吃山楂。但是，如果不小心吃了少量山楂也不必过于担心，因为少量的山楂一般不会对胎儿造成影响。

很多孕妇在怀孕期间觉得口中无味，会选择酸甜的山楂食用，但是需要注意的是，大量食用山楂或山楂制品有可能会引起子宫收缩，导致流产或早产。而且山楂"只消不补"，孕妇胃肠功能较弱，多食山楂会引起消化不良或胃酸增多，进一步影响胃肠功能。除此之外，山楂含糖量较高，长期食用有可能会导致孕妇血糖升高，影响胎儿生长发育。因此，孕妇不建议吃山楂，如果孕妇想吃酸性食物，可选择青苹果、葡萄、西红柿等。

十四、怀孕后能做足部按摩吗？

因足部的至阴穴、昆仑穴等穴位受到刺激后有可能引起子宫收缩，造成流产、早产等意外，故而女性在怀孕期间不建议做足部按摩，尤其是妊娠早期胎象不稳定的时候，更不能做足部按摩。

许多女性在怀孕期间身体会出现疲劳不适的表现，希望通过足部按摩来进行缓解。虽然足部按摩可促进血液循环，缓解疲劳，有一定的养生保健作用，但是由于某些足部穴位不利于安胎，故而不建议孕妇做足底按摩。

如果孕妇一定要做足底按摩，且孕妇本人和胎儿相关检查均未见明显异常，则应选择在妊娠中期胎象稳固之后，由专业技师进行操作，必要时需在医师指导下进行，要求按摩手法得当，力度轻柔、缓慢，避免接触昆仑穴、至阴穴等敏感穴位，且按摩时间不宜过长。

孕妇亦可通过热水泡脚，促进血液循环，以缓解疲劳、改善睡眠。

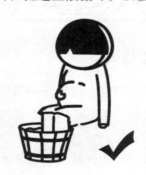

十五、怀孕后能做体力劳动吗？

女性在怀孕期间进行适当的体力劳动可增强机体免疫力，有益于身体健康，但并不是所有的孕妇都适合做体力劳动。平时身体比较强壮的孕妇可进行适当的体力劳动；平时体质较弱或既往有反复多次自然流产史的孕妇则不建议进行体力劳动，以免引起严重后果。

妊娠期女性身体会发生很大的变化，尤其是孕晚期，各种日常活动均有所限制，为了孕妇和胎儿的健康，女性在怀孕期间要注意休息，不宜过度劳作。但是，女性在妊娠期完全卧床休息，也不利于身体健康，容易导致体重过重，增加妊娠糖尿病的风险及后期分娩的难度。因此，建议孕妇进行适当的体力劳动，避免搬重物或过于劳累。

十六、怀孕后，能针灸吗？

女性在怀孕期间应遵循"非必要，不针灸"的原则。

一般不建议孕妇针灸，若出现必须针灸的情况，则一定要由专业医师进行操作，并注意针刺的部位、手法和力度。孕妇的腰骶部和下腹部禁止针灸。具有活血通经活络作用的穴位，如合谷、三阴交、昆仑、至阴等穴位也应慎用。

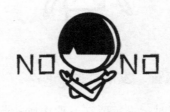

十七、孕妇能使用手机吗？

孕妇是可以使用手机的，但要注意适度。

"手机有辐射，孕妇不能使用手机"的说法是比较片面的。手机产生的辐射量很小，正常使用手机接听电话、发信息等均不会导致胎儿畸形。

孕妇应尽量避免长时间使用手机，因为长时间盯着手机屏幕，容易导致眼睛出现干涩、疼痛，引起视觉疲劳；手机发出的蓝光还会影响睡眠；使用时间过长，辐射量会产生积累，对准妈妈和胎儿不利。

同时，孕妇应注意远离高辐射、污染等环境。

十八、孕妇日常生活中有必要穿防辐射服吗？

孕妇在日常生活中是否有必要穿辐射服，需要依据具体情况来确定。

许多孕妇都担心日常生活环境中电脑、手机、电视等电子设备产生的辐射会对胎儿生长发育产生不良影响。其实，日常生活中接触到的电子设备产生的辐射对人体的影响是微乎其微的，一般远达不到影响胎儿发育的地步。真正可能会对胎儿造成伤害的辐射大都来源于医学上的电离辐射，如X线、CT等电离辐射比较大的医源性检查手段；长时间、大剂量地接触这些辐射可能会破坏胎儿的染色体结构，引发畸形。

孕早期比较容易发生胎儿畸形，因此，孕妇在孕早期应注意避免接触高辐射物质，保证周围生活环境的安全。孕妇可在孕早期穿防辐射服，但需要注意的是，防辐射服一定要从正规渠道购买合格产品。

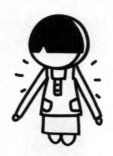

十九、怀孕后，感冒、发烧能吃药吗？

孕妇出现感冒、发烧时，一定要在专业医师指导下，酌情选用对孕妇及胎儿没有影响或影响最小的药物。

孕妇出现感冒、发烧时应及时就诊、对症治疗。症状轻微者，应多喝热水，注意休息，适当增加营养。症状较重者，则需选用对妊娠没有影响或影响较小的药物，如对乙酰氨基酚等进行辅助治疗；或在医师指导下，对症选用恰当的中药制剂进行治疗。

女性在妊娠期要注意防护，尽量避免感冒、发热。若是出现感冒、发热，千万不可擅自用药，以免造成不良后果。

二十、妊娠期出现便秘怎么办？

妊娠期出现便秘，首先可采用调整饮食结构、改善生活方式等方法进行改善，若上述方法无效或便秘较严重时，可在专业医师的指导下，借助药物排便。

妊娠期孕妇体内激素的变化会导致胃肠道蠕动减慢，从而出现便秘；孕妇运动较少、孕晚期子宫逐渐增大压迫直肠亦会影响粪便排出，导致便秘。

便秘症状轻微者，可通过调整饮食，少食多餐，进食清淡富有营养的食物，进食香蕉、芹菜等富含膳食纤维的食物，再加以适当运动，改善便秘的情况。便秘症状严重者，可在医师指导下，选择恰当药物进行治疗。妊娠期便秘不宜直接使用泻药，以免损伤母体正气，影响胎儿生长发育。

妊娠期女性应该养成良好的生活、饮食习惯，多饮水，多吃水果、蔬菜，避免摄入辛辣刺激性食物，尽量养成定时排便的习惯。一旦出现严重便秘，要及时就医，不可自行服用泻药，以免造成不良后果。

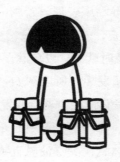

二十一、怀孕后头晕、下肢水肿、泡沫尿，正常吗？

孕妇在怀孕7个月左右，因为子宫增大压迫，影响静脉回流，易出现水肿，并且水肿会随着孕周的增加而加重。

这种类型的水肿一般在产后会逐渐恢复，症状轻者可以不作处理。但是，如果除下肢浮肿外，还伴有头晕、泡沫尿等症状就需要警惕妊娠高血压，需及时就医，进行对症治疗。

妊娠高血压疾病是妊娠期间特有的疾病，包括妊娠期高血压、子痫前期、子痫、慢性高血压并发子痫前期及慢性高血压。临床表现为妊娠20周后出现血压升高、蛋白尿、水肿等，严重者可出现抽搐、昏迷，严重影响母婴健康。如果孕妇出现上述症状，应立即自测血压，及时就医，进行相关检查，医师会综合考虑孕周、疾病严重程度等选择定期复查或者给予降压治疗。早发现、早治疗可避免不良事件的发生。

妊娠高血压疾病的日常生活管理非常重要，需要多休息，低盐饮食，同时注意控制体重并戒烟。对于平时患有高血压的女性，可通过适度锻炼、合理饮食等手段加以预防，同时建议家中自备血压计，以便随时了解血压情况。

二十二、怀孕后羊水过多是怎么回事？

一般羊水量超过2000ml就认为是羊水过多。引起羊水过多的原因有：①胎儿发育异常导致羊水过多；②孕妇自身基础疾病，如高血压、高血糖等导致羊水过多；③部分巨大儿或双胎妊娠也会出现羊水过多。

适量的羊水具有保护胎儿和母体的作用。羊水过多，母儿并发症的发生率会明显增加。羊水过多常伴随轻度胸闷、气急等临床表现，严重者可出现呼吸急促、腹痛、不能平卧等临床表现。若胸闷、气急经过休息后能明显缓解，则应注意休息，定期复查，及时根据病情变化就医；若出现呼吸急促、腹痛、不能平卧等症状，应及时就诊，以免耽误病情。

羊水过多一般多通过B超发现，所以孕妇一定要定期产检。发现羊水过多时，需要密切关注胎儿的发育情况，若胎儿发育正常，则需积极寻找病因，治疗原发病，比如控制血压、血糖等；若只是单纯的羊水过多，孕妇无其他不适，则可暂时观察，注意休息，少吃油腻食物，到医院定期监测胎儿发育情况及羊水量，保持心情舒畅；若出现胎儿畸形，则需根据情况决定，及时终止妊娠。

二十三、妊娠高血压疾病应该如何调护？

妊娠高血压疾病是妊娠期的常见并发症，如果不及时处理可能会危及母婴健康。临床中，孕妇若仅表现为轻微的血压偏高，并未出现头晕、蛋白尿等表现，可通过改变生活方式、调整饮食结构等进行治疗。

妊娠高血压疾病患者需在医师指导下，根据自身具体情况选择合适的手段进行自我调护：①注意休息，避免情绪大起大落，以免造成血压波动；②注意饮食，虽不强调严格限盐，但应尽量清淡饮食，避免摄入高盐、高脂肪食物；③餐后半小时进行适当的体育锻炼，如散步等，但需注意避免运动过度。

若血压经调护仍未见明显改善，则需在医师指导下借助药物降压。定期监测血压，以判断药物对血压的控制情况。同时，注意观察有无头痛、头晕、泡沫尿等症状，若有不适，及时就诊。

二十四、妊娠期糖尿病应该如何调护？

妊娠期糖尿病不仅会对孕妇的身体健康造成威胁，而且会对胎儿造成比较大的危害。忽高忽低的血糖容易引起宫内缺氧，导致胎儿生长发育迟缓或巨大儿；甚或导致羊水过多，增加分娩难度；更甚者会导致胎儿畸形；因此，妊娠期出现高血糖一定要及时治疗。

妊娠期糖尿病需根据血糖升高的具体程度来确定调护方式。若只是偶尔的血糖升高或血糖轻度升高，则通过饮食结构调整、增加运动时间来调理，一般可以取得良好效果。但是，也有部分患者调整生活方式和饮食结构后血糖未见明显改善，则需医师根据检查、检验结果及孕妇的体重变化情况选择适当的药物进行治疗，必要时可借助胰岛素降糖。

妊娠期糖尿病患者在生活中要注意控制饮食，少食多餐，控制甜食摄入，注意休息，定期监测血糖。

二十五、怀孕了，医师建议口服激素，会对胎儿造成影响吗？

许多人一提激素，就"谈虎色变"，其实，并不是所有的激素都会对胎儿造成影响，需要具体问题具体看待。

某些激素类药物的确会增加胎儿畸形概率，因此，妊娠期用药需格外小心。但是，激素也分很多种，怀孕后能不能吃激素，得具体看孕妇吃的激素是什么，要治疗的疾病是什么，不能一概而论。

雌激素、孕激素、HCG 等虽然都属于激素类药物，但是却可以帮助维持黄体功能，起到治疗先兆流产、保胎的作用。

糖皮质激素对孕妇和胎儿的影响就比较大，妊娠早期服用大剂量的糖皮质激素可能会导致胎儿出现唇腭裂，妊娠中后期服用大剂量的糖皮质激素可能会引起流产或早产。

医师建议孕妇口服的激素类药物一般是雌激素、孕激素类，使用的原因包括患者出现阴道出血、下腹痛等先兆流产症状；患者既往出现过多次自然流产；接受辅助生殖治疗的患者。雌孕激素可以帮助维持黄体功能，有利于胎儿生长发育。

若因疾病需要必须使用糖皮质激素等药物，医师则会告知患者相关注意事项，以及服用该药物可能存在的风险，并会根据孕妇的具体情况，选择对胎儿影响最小的药物，在发挥药效的前提下采用最小剂量，把伤害降到最低。

二十六、怀孕了，医师建议口服阿司匹林、注射低分子肝素，会对胎儿造成影响吗？

孕妇在有用药指征，且排除禁忌症的情况下，由医师指导，可以使用阿司匹林、低分子肝素。

阿司匹林、低分子肝素有防止血栓形成的作用，许多患者就会想，是不是就和中药"红花"一样，阿司匹林、低分子肝素具有活血的作用？电视剧中经常有"孕妇服用红花后流产了"的场景，因此大众就形成了"活血药一定会导致流产"的认知，继而对孕妇能否使用阿司匹林、低分子肝素等药物心生疑虑。

当然了，正常女性在怀孕期间要尽可能少接触活血类药物，但并不是所有的孕妇都不能使用活血药物；相反，某些孕妇，如既往有多次流产史、检查发现有血栓倾向的孕妇，则需要借助阿司匹林、低分子肝素等药物的抗凝血作用，去保护胎儿。

女性怀孕时，会通过一条通道给腹中胎儿提供营养物质，如果这条通道不通畅，甚至堵塞了，胎儿就会缺乏营养，不利于生长发育，这时候就需要一些活血药物来疏通通道。这类患者，在医师指导下正确使用阿司匹林、低分子肝素是有利于胎儿生长发育的。

从目前的临床实践来看，阿司匹林、低分子肝素的安全性和有效性都是经过临床验证的，但是临床使用剂量、用药时间都有严格的规范，需在医师指导下正确使用。

第三章　异位妊娠

❀ 一、什么是宫外孕？

宫外孕用通俗的说法讲，就是胎儿怀在了子宫外面。好多人都认为宫外孕就是医学中所说的异位妊娠，其实二者有一定的差别，异位妊娠涵盖的范围更大一些。众所周知，子宫是胎儿生长发育的场所，再具体点来说，子宫腔才是受精卵应该着床的部位。受精卵在子宫腔以外的其他部位着床称为异位妊娠。子宫除子宫腔外，还包括宫颈、宫角等，所以异位妊娠的部位除输卵管、卵巢、腹腔等子宫外组织，还包括子宫本身的宫颈、宫角等位置，而宫外孕就特指在子宫外组织怀孕，不包括宫颈、宫角等部位。

临床中，宫外孕最常见的位置是输卵管，约占95%。许多患者在刚开始怀孕的时候并不知道是宫外孕，往往是在出现下腹痛、阴道出血等症状去医院检查时才发现；亦有部分患者根本不知道已怀孕，是因自觉月经紊乱或月经量少去医院就诊而发现。

需要注意的是，宫外孕破裂会出现剧烈的腹痛及盆腔出血，甚至引发休克，严重危害女性身体健康。建议女性在妊娠后及时去医院进行妇科彩超检查，了解孕囊着床情况及位置，排除宫外孕。

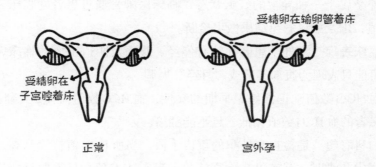

受精卵在输卵管着床

受精卵在子宫腔着床

正常　　　　　　　　宫外孕

❀ 二、宫外孕哪些人易患？如何避免宫外孕的发生？

宫外孕最常见的部位是输卵管。输卵管妊娠的常见原因有：

1.输卵管病变 如输卵管炎症、先天性输卵管发育不良、输卵管子宫内膜异位症等，这是引起宫外孕的重要原因。

2.其他组织病变导致输卵管不通畅 腹腔内其他组织异常增大，压迫输卵管，导致输卵管不通畅，进而影响受精卵移动，形成宫外孕。

3.既往有输卵管妊娠病史 正常情况下，受精卵通过输卵管缓慢地向子宫腔移动。既往输卵管妊娠可能会导致输卵管不通畅，阻碍受精卵移动，从而引起宫外孕。

4.其他 盆腔感染史、腹部手术史、宫内节育器、口服紧急避孕药、吸烟、内分泌异常等亦是引起宫外孕的常见原因。

近年来，宫外孕的发病率呈现逐年上升的趋势，预防宫外孕已成为人们密切关注的问题。育龄期女性可从下列几个方面去预防宫外孕的发生：

首先，如果暂无妊娠计划，则做好避孕措施，保持适度性生活；其次，因为慢性输卵管炎是宫外孕的主要原因，所以要注意个人卫生，降低盆腔炎症的发生率；最后，保持良好的生活习惯，不酗酒、抽烟，避免多个性伴侣，避免反复人工流产及宫腔操作。

建议既往有宫外孕病史的女性再次怀孕前到妇科门诊咨询，在医师指导下备孕，必要时行输卵管造影检查，防患于未然。

三、用早早孕试纸或验孕棒能测出来宫外孕吗？

早早孕试纸和验孕棒只能测出来有没有怀孕，并不能判断是否为宫外孕。

宫外孕属于一种异常的妊娠状态，临床医师常通过患者的临床表现、血HCG数值，以及妇科彩超结果做出诊断。

1.临床表现 宫外孕患者往往有停经、腹痛及阴道出血的临床表现，有些患者可能只表现为腹部不适或"月经"失调。

2.血HCG数值 正常妊娠早期的女性，血HCG数值大概2天翻1倍，而宫外孕患者的血HCG数值偏低，且不能翻倍。

3.妇科彩超 是检查宫外孕的重要手段。当血HCG值持续升高，且彩超只发现宫内孕囊时，基本可排除宫外孕；当血HCG值翻倍不明显，且彩超没有发现宫内孕囊时，则需高度警惕宫外孕可能，此时应仔细查找孕囊位置。

需要注意的是，因为辅助生殖治疗时会一次性移植2~3枚优质胚胎，所以当辅助生殖助孕者宫内发现单个孕囊时并不能完全排除宫外孕的可能性，需要同时仔细查找其他部位，并结合临床症状做出诊断。

四、早早孕试纸阳性，反复阴道出血一定是宫外孕吗？

早早孕试纸阳性，反复阴道出血有宫外孕的可能，需要及时就诊，查清出血原因。

有少部分患者在怀孕早期（妊娠1～3个月）会按照之前的月经周期出现少量的阴道出血，但对母亲和胎儿均无影响，这种情况中医称之为"激经"或者"盛胎"，属于生理现象。但是，若出现反复阴道出血，且伴有下腹痛等症状时，则需尽早就医。

现实生活中，许多女性通过早早孕试纸测出怀孕后便不再进行下一步的检查了。当出现下腹痛、阴道少量出血时，有些患者认为可能与劳累有关，注意休息就好了；有些患者认为可能是先兆流产，就去药店自行购买保胎药服用，其实这些做法存在很大的安全隐患，因为大家忽视了宫外孕存在的可能。如果没有做出明确的诊断就随便吃保胎药，可能会掩盖机体发出的危险信号，甚或助长异位胚胎的生长，加大宫外孕破裂的可能性，严重危及身体健康。

因此，怀孕后如果出现反复阴道出血，一定要及时就医，在明确诊断的基础上进行对症治疗。

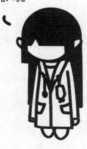

不要自作主张哦

五、宫外孕有哪些征兆？会有什么危险？

宫外孕的典型表现是停经、腹痛、阴道出血，但并非所有宫外孕患者都同时具有这三种表现，有的患者可能只表现为轻微腹痛或阴道少量褐色分泌物，有的患者甚至没有任何症状，只是因停经就诊时才发现是宫外孕。所以，妇产科流传这样一句至理名言："育龄期有性生活的女性，在出现停经或者月经紊乱的时候都要排除妊娠的可能性，排除宫外孕。"

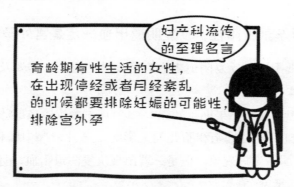

子宫腔是胚胎着床的正常部位，在没有怀孕时，子宫腔容积大约为5mL，随着胚胎的发育，子宫逐渐增大，到最后分娩时子宫腔容积约为5000mL，人体内其他器官或组织并没有这么大的弹性能容纳胎儿及其附属物。因此，当宫外孕的胚胎长到一定程度时就会出现流产或者宫外孕破裂，导致腹痛、出血等症状，严重者出现休克，危及生命。

宫外孕最常见的发生位置是输卵管，可能出现诊治不及时而导致输卵管破裂，腹腔内大出血，休克的风险；若宫外孕不及时治疗或术后输卵管梗阻，则存在不孕或再次宫外孕可能。若胚胎着床于大血管旁边，还有穿透血管的风险，甚至导致失血性休克，危及生命。因此，发现宫外孕时，一定要及时治疗，以避免造成更大的损害。

❀ 六、得了宫外孕该怎么办？应该手术治疗还是药物治疗？

宫外孕是妇科潜在的危急重症，严重危害女性的身心健康，早发现、早治疗能将其损害降到最低，目前临床上主要有药物治疗和手术治疗两种方法。

当发现宫外孕的时候，医师会根据患者的临床表现、血HCG值、妇科彩超结果等进行综合评估，选择适合的治疗方案。需要注意的是，无论是选择药物治疗还是手术治疗都需要办理住院手续，以便密切关注病情变化。

若患者一般情况良好，没有持续性地腹腔出血，且彩超提示宫外孕包块直径＜4cm、血HCG＜2000U/L，在没有药物禁忌症的情况下可以考虑药物杀胚。目前最常用的杀胚药物是甲氨蝶呤、米非司酮。

若药物治疗效果不理想或病情不适合药物治疗者，则需要考虑手术治疗。

腹腔镜手术是治疗宫外孕的常用手术，具有创伤小、痛苦少，术后恢复快的特点。医师会根据患者的年龄、病情轻重，以及有无生育要求等选择合适的手术方案。

　　无论是药物治疗还是手术治疗，都需要定期复查血HCG和妇科彩超，评估治疗效果。宫外孕患者再次备孕时，也需要到医院咨询怀孕的相关注意事项。

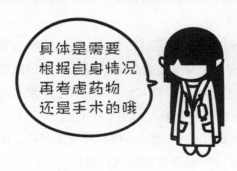

❀ 七、宫外孕后还可以再次怀孕吗？

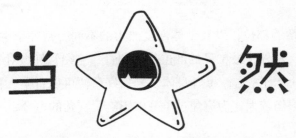

　　宫外孕后是可以再次妊娠的，但是再次怀孕前需要到医院进行相关咨询，评估当前的身体状况，选择合适的备孕方案。

　　有的患者在治疗宫外孕时切除了一侧或者双侧输卵管。一侧输卵管切除的患者，可行子宫输卵管造影，了解另一侧输卵管是否通畅，如果通畅，可以使用另一侧输卵管怀孕。女性一般由两个卵巢交替排卵，所以一侧输卵管切除的患者需要进行卵泡监测，选择健侧输卵管的卵巢排卵时同房，以增大受孕几率。双侧输卵管切除的患者，可借助辅助生殖技术助孕。

　　因宫外孕造成输卵管慢性炎症或输卵管堵塞的患者，可采用手术疏通输卵管的方法，在术后月经正常来潮后就考虑怀孕，亦可术后先避孕3个月，再考虑怀孕。需要注意的是，输卵管疏通后不能排除再次粘连的可能，因此术后使用中药防止粘连，并尽早备孕可增加受孕的几率。合并输卵管炎症的患者可采用中西医结合治疗，行子宫输卵管造影术，确保输卵管通畅后，再怀孕。

🪷 八、宫外孕手术后，一般多久来月经？

宫外孕手术后多久来月经是由卵巢什么时候恢复排卵来决定的，一般为宫外孕手术后4~6周左右。

宫外孕手术将异位妊娠组织去除后，因人体需要一段时间进行代谢清除，故而血HCG值并不能马上降到正常水平，待血HCG值降到一定程度时，卵巢才能恢复正常的排卵功能，而排卵后14天左右才能来月经。有的患者卵巢功能恢复较快，可能在宫外孕手术后4周就来月经。

若宫外孕手术后超过6周，甚至8周都没有来月经，则需及时到妇产科门诊就诊，请医师诊疗后根据具体情况进行对症处理。需要注意的是，如果宫外孕手术后同房时间早，且没有避孕，长时间没有来月经就需要排除再次妊娠的可能性。如果患者平时月经就不甚规律，宫外孕手术后不按时行经的可能性就较大。

根据宫外孕的部位，以及个体恢复能力的不同，宫外孕手术后备孕的时间也有所差异。宫外孕最常见的部位是输卵管，输卵管妊娠对子宫影响较小，宫外孕手术后3个月左右，患者身体恢复良好后便可以备孕。若是宫角妊娠，则手术对子宫损伤较大，为避免过早妊娠影响子宫角的愈合，一般需要间隔1年才能再次备孕。

需要注意的是，宫外孕手术后备孕时，需要到医院进行孕前检查，由医师根据患者身体恢复情况，科学指导备孕。

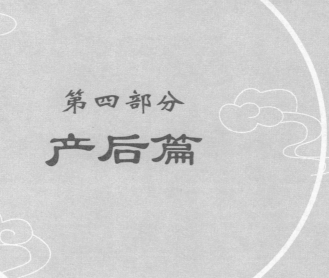

第四部分

产后篇

一、产后如何科学"坐月子"？"坐月子"能洗头、洗澡吗？"坐月子"是不是必须躺着静养？

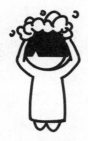

可以洗澡洗头

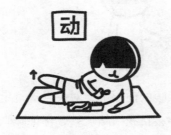

适当活动

重视补充蛋白质和纤维素

民间所说的"坐月子"，在现代医学上对应的是产妇产后身体恢复至产前状态所需的"产褥期"。这段时间是一些产妇的"多事之秋"，如果没有得到充分休养，很容易出现产后并发症。

"产妇月子里要穿棉袄，不能洗头、洗澡"的传统观念是错误的。由于产褥期产妇会排汗，腋窝、腹股沟及会阴部等汗腺分布密集且较"隐蔽"的部位变得十分潮湿，不洗头、不洗澡容易使头皮的皮脂、分泌物、灰尘混合堆积，这些地方可能会滋生大量细菌。因此，洗头、洗澡对保持母婴的卫生极为重要，产妇应定期清洁身体、头发，注意保暖，避免细菌滋生，同时，还应注意每天清洗恶露，避免产褥感染。

"坐月子"万不可终日躺着静养。因产妇产后血液处于高凝状态，这个时候发生血栓性疾病的风险较高。因此，产妇应适量下床活动，如在室内走动等，避免产后长期卧床。

产妇的月子餐除应注意补充蛋白质外，还应重视补充纤维素。纤维素除可增加肠蠕动，避免产妇便秘外，还可促进血液循环，防止血栓性疾病的发生。

二、产后脱发严重怎么办？

头发的新陈代谢和人体内的雌激素水平密切相关，女性产后雌激素水平突然大幅度下降，头发的新陈代谢加快，便会脱发。产后脱发较轻者，在产后一年左右多可自行缓解。产后脱发较重者，可以试一试下列几种方法：

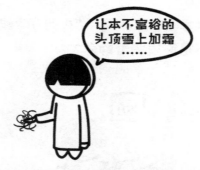

（1）产后剪短发。在保暖的前提下，对头发进行定期清洗。

（2）保持心情舒畅，学会自我情绪疏导，保证睡眠充足。

（3）多食用新鲜的蔬菜、水果、海产品、豆类、肉蛋类等食物。

（4）选用黄芪炖乳鸽的食疗方法。具体做法如下：

乳鸽去毛及内脏，洗净后切块；黄芪、当归用水冲净，与鸽肉、黑芝麻同炖。以文火炖至鸽肉烂熟，出锅前加入适量调料。滤去药渣后，食肉饮汤，每日一次。

（5）在专业医师指导下，选择补血益肾的药物，如女贞子、覆盆子、熟地黄等代茶饮或食疗。

（6）前往医院妇科、内分泌科及皮肤科就诊，采用中西医结合方法治疗。

三、产后漏尿严重怎么办？产后必须要做盆底肌修复吗？

①注意力集中　②深吸一口气，提肛门并收缩腹部　③屏住呼吸并保持约5~10秒钟　④呼气，全身慢慢放松　⑤将肛门放下放松休息5~10秒

一次完整的缩肛运动

产后漏尿是指产妇因妊娠及分娩过程中盆底组织受损引起无法控制的漏尿或排尿现象。在分娩的时候，尤其是在巨大儿、产时用力过度或者产道损伤时，盆底肌肉、筋膜会发生一定的损伤，导致产后漏尿。

盆底支持结构和功能的正常对于维持盆腔脏器正常解剖位置和功能起着

至关重要的作用，因此，产妇要尽早做盆底肌修复锻炼或治疗，进行规范化盆底康复。

产后第2天就可以在室内随意走动，再按时做产后康复运动。会阴侧切或剖宫产的产妇待伤口愈合良好后，在专业医师指导下做产后康复运动。

产后康复运动最常用的缩肛运动具体做法如下：

注意力集中深呼吸，使用意念像忍大便一样，深吸一口气，收缩（提）肛门及会阴部，肛门紧闭，屏住呼吸并保持约5～10秒，然后呼气，全身慢慢放松，将肛门放下放松休息5～10秒后，再行第二次，一提一放为一次，做5分钟。

产妇在产后3周、7周、9周，可循序渐进进行难度较大一点的康复运动，每次锻炼时间为20～30分钟，每日3次。

若做产后康复运动后，漏尿未改善或反而加重，则应及时到医院妇产科就诊，在医师指导下，采用如物理刺激等其他方法，促进盆底肌肉恢复。

四、产后出现哪些表现时，考虑产后抑郁呢？

产妇是抑郁症的高发人群之一，产后抑郁的表现与抑郁症较相似，可表现为情绪低落、悲伤哭泣、胆小害怕、烦躁不安，严重时可失去生活自理和照顾婴儿的能力，甚至自杀。

女性生产后，由于体内激素水平的变化，产后雌激素及孕激素迅速下降，于产后1周达到非孕期水平，这种体内内分泌迅速的变化造成产妇情绪不稳定，引起产后抑郁。有研究显示，睡眠障碍、不和谐的家庭关系、产前焦虑、产前抑郁、新生儿低体重等是导致产妇出现产后抑郁情况的高危因素。

若不良情绪已经产生，产妇需要建立恰当的情绪发泄途径，及时发泄不良情绪以缓解压力。与家人及时交流沟通也属于情绪发泄的一种方式。家人的理解和包容是产妇顺利度过产褥期的关键因素。

若产妇抑郁情绪较为严重，则应积极主动了解产后抑郁的相关症状和治疗方法，形成对产后抑郁的正确认知，主动前往妇产科门诊，寻求专业医师帮助，积极接受治疗。

五、产后如何恢复身材？产后多久可以开始减肥？

产后恢复身材所需的时间具有较大的差异。若产后不哺乳，可尽早进入锻炼恢复阶段，一般需要半年左右可恢复；若产后哺乳，则不可过度控制饮食及过度锻炼，只可适量锻炼，一般需要1年左右可恢复。

帮助产后身材恢复的方式有：

（1）坚持母乳喂养。母乳喂养不仅有利于婴儿的健康，而且对产妇的子宫收缩及身材恢复，都具有很大的帮助。

（2）选择中低强度的有氧运动，避免高强度的剧烈运动。如可以做产后瑜伽等。

（3）少食多餐，保证营养的同时不增加肠胃负担；营养均衡，清淡饮食，适量补充蛋白质；选择易消化的食物；多补充水分。

（4）使用腹带防止腹壁松弛，增强收腹效果。腹带每天佩戴8小时左右，松紧要适中，晚上睡觉不要使用。

六、产后恶露多久没排干净就需要去医院？

产后恶露是胎儿娩出后子宫排出的余血浊液，常会混杂有残留的子宫蜕膜、渗出物等分泌物。正常情况下，产后7天，恶露量多且为红色；产后7～14天后，恶露量逐步减少，颜色变淡，慢慢地变为白色黏液，没有特别的气味。恶露通常在产后4～6周完全消失。若血性恶露（即红色恶露）持续10天以上不干净；或恶露量明显增多且多于正常月经量；或有其他不适，应当及时到医院就诊。

预防产后恶露不净的方法有：

（1）产后注意休息，加强腹部保暖，避免感受风寒。

（2）注意保持外阴清洁。清水清洗外阴，勤换内裤，禁止盆浴与性生活。

（3）脾胃虚弱的产妇，在寒冷的季节可适当食用羊肉等温补食物；肝肾阴虚的产妇，可适当食用甲鱼等滋阴食物。

（4）饮食疗法：①脾虚证的产妇，可煮食参术黄芪粥。具体做法：将党参9g、白术18g、黄芪15g共同煎汤30分钟后，加入粳米60g熬粥食用。②气血瘀滞的产妇，可煮食山楂糖水。具体做法：山楂30g切片晒干，加水煮烂，加入红糖30g即可服用。③血热的产妇，可食用炒二鲜。具体做法：将食用油15g烧热，放入洗净切好的鲜荠菜30g、鲜藕片30g，炒熟即可食用。

七、产后多久会来月经？

女性产后月经的来潮与是否哺乳、哺乳时间的长短、产妇的年龄及卵巢功能的恢复能力等相关。无论是剖宫产还是顺产，若产妇没有哺乳，通常会在产后6~8周内恢复月经来潮；若产妇在哺乳，则少数产妇会在产后12周左右恢复排卵及月经来潮，大多数产妇则在产后16~24周左右恢复排卵。产后月经来潮的个体差异性比较大，有的产妇在产后33~42天时就开始来月经了；有的产妇则在产后1年或1年半才开始来月经。由于月经未来潮前可能已经恢复排卵，所以若有性生活，则一定要做好避孕措施。

不论是否母乳喂养，通常产后前几次的月经来潮都不是很规律，月经的间隔时间、经血量等都可能和怀孕前不太一样，不过几次月经之后就会趋于稳定。

若产妇停止哺乳后月经仍未来潮，或产后月经周期一直不规律，或产后经血量一直过多或过少，则应前往妇产科门诊寻求医师的帮助。

八、产后应如何进补？哺乳期饮食有什么忌口？

产后不宜大补。滋补过量，产妇易患肥胖症，继而引发多种疾病。产妇肥胖还可导致乳汁中脂肪含量增多，继而导致婴儿肥胖或腹泻。

产妇一般不需要使用药物进补，但可针对产后需要调理的具体症状，在医师指导下采用中药食疗。如产后缺乳者，可使用王不留行、通草、桔梗、猪蹄等炖汤服用以通经下乳；产后腹痛、便秘者，可酌加当归、桃仁、核桃仁、黄酒炖服以活血化瘀，润肠通便。

产后可多食用新鲜的蔬菜、水果，不仅可补充维生素、纤维素，还可促进食欲，帮助消化及排便，防止产后便秘的发生。

产后多虚、多瘀，应禁食生冷、寒凉之品。生冷多伤胃，寒则血凝，恶露不下，可导致产后腹痛、身痛等病证。产后失血伤津，多阴虚内热，辛辣之物不仅容易引起便秘、痔疮等，还可能通过乳汁影响婴儿的肠胃功能，故应少食甚至不食辣椒等辛辣大热之品。

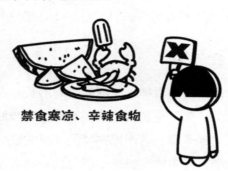

禁食寒凉、辛辣食物

九、产后乳房胀痛，哺乳时乳头疼痛，应如何缓解及护理？

女性生产后乳房会逐渐开始充血、发胀，分泌大量乳汁。如果乳汁分泌过多，又未能及时排出，就会出现胀奶现象。当胀奶引发乳房胀痛时，可以采取下列措施缓解疼痛及护理乳房。

（1）注意乳房局部卫生，防止炎症，哺乳前用温开水清洁乳头。有乳头内陷者，可予以提拉矫正。

（2）产后让新生儿与母亲尽早亲密接触。新生儿出生后半小时内即开始吸吮母乳，既有利于新生儿得到营养丰富的含有免疫球蛋白的初乳，又有利于刺激母乳的分泌。婴儿吸吮乳汁可疏通产妇的乳腺管，使乳汁排出更加顺畅。在哺乳时，要注意保持乳头清洁；禁止婴儿含乳而睡，注意婴儿口腔清洁；定时哺乳，每次哺乳应将乳房中的乳汁吸空，如有积滞，可用按摩的方法或使用吸奶器帮助排出乳汁；做到定时哺乳，两侧乳房轮流哺乳。

（3）产后穿着宽松衣服，保持心情舒畅，情绪稳定。忌食辛辣炙烤的食物，不过食肥甘厚腻之品。

（4）若有乳头擦伤、皲裂，可外涂麻油或蛋黄油；若产妇乳房有化脓性感染时，应及时治疗。

若产后乳房胀痛难忍，应及时前往医院就诊，警惕哺乳期乳腺炎、乳腺小叶增生等疾病的发生。

十、产后发生痔疮，应该如何应对？

产妇出现内痔脱出、出血，肛门局部潮湿、瘙痒、异物感等表现，多系产后大便困难引起。可采用以下方法进行缓解：

1.按摩法 以肚脐为中心，顺时针缓慢按摩5分钟（旋转）。

2.饮食疗法

（1）蜂蜜饮 一大杯白开水中加入蜂蜜一匙，放置待温度适宜后，于清晨空腹饮用。可用于便秘较轻者。

（2）芝麻粥 黑芝麻炒熟，研细粉，每日早晚各取20g用开水冲服或蜂蜜调服。具有润肠通便的功效，可用于肠燥便秘。

（3）首乌粥（《百病饮食自疗》） 将首乌30g（制者、生者皆可）洗净切片，与粳米30~60g共煮为粥服用，可用于产后血虚便秘。

3.外用法

（1）开塞露 取适量，纳入肛门。

（2）肥皂水灌肠。

（3）蜜煎导法 蜂蜜60g微火缓煎，时时搅拌，熬至如胶饴状，稍冷后，捻如锭状，勿使冷透，趁温热时，纳入肛门。

产妇平时应注意饮食结构，多食新鲜蔬菜、水果，吃富含膳食纤维的食物，如芹菜、菠菜、玉米、黑米等。多饮水，忌食辛辣燥热之品，养成定时排便的习惯。

十一、产后多久能同房，恢复性生活？

顺产的产妇，在产褥期（即产后42天）过后，经医师检查身体已恢复，就可以同房了。剖宫产的产妇，一般需要在剖宫产3个月以后，经医师检查剖宫产伤口已愈合，且身体已恢复后才可同房。需要注意的事，若是恶露没有干净的话，是千万不可以同房的。

十二、产后同房需要注意什么？

产后同房需要注意以下几点：

1.注意卫生 由于女性产后免疫力相对较弱，且生殖道有存在创口的可能，因此，夫妻同房时，一定要注意卫生，保证生殖器官清洁。

2.**动作适度** 女性产后身体尚未完全恢复，且哺乳期产妇阴道较为干涩，阴道黏膜也较为脆弱，如果动作过于剧烈，可能会造成阴道裂伤，导致出血。因此，同房时需要丈夫多体贴妻子，动作适度。

3.**做好避孕** 许多人认为女性产后月经没有来潮，就不会怀孕，因此同房时就不用考虑避孕的事情了，事实上，这种观点是错误的。现实生活中，有许多女性在产后过夫妻生活时，因没有采取避孕措施而怀孕。因此，在产后过夫妻生活时，必须做好避孕工作。

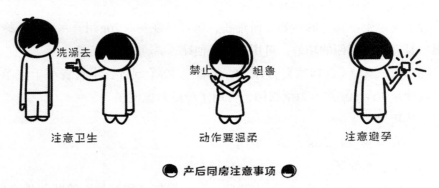

注意卫生　　　　　动作要温柔　　　　　注意避孕

● 产后同房注意事项 ●

十三、产后出汗正常吗？不正常的产后出汗有哪些类型？

产后出汗有正常和不正常两种。如仅在产后数天内汗出比平时多，尤其是以进食、活动后或睡眠时为主，数天后自行缓解，则属于正常。如产后一直汗出不缓解，且伴有其他不适者，则属于异常。其中，不正常的产后出汗为汗液排泄异常导致，可分为自汗和盗汗。自汗为汗出持续不解，活动后加重；盗汗为睡觉时出汗，醒来汗出停止。

如产后出现以上不正常的汗出，产妇需前往正规医院进行诊治。

第五部分

妇科杂病篇

第一章　盆腔炎

🪷 一、什么是盆腔炎？ 有哪些临床表现？

盆腔炎是指女性内生殖器官及其周围结缔组织及盆腔腹膜的炎症，可分为急性盆腔炎和盆腔炎性疾病后遗症（俗称慢性盆腔炎）两种。

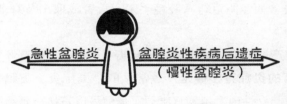

盆腔炎的主要临床表现为下腹部坠胀、疼痛，腰骶部酸痛，劳累、性生活及月经前后症状加重，带下量多、有异味。根据病变部位不同分为子宫内膜炎、输卵管炎、输卵管卵巢脓肿、盆腔结缔组织炎、盆腔腹膜炎。盆腔炎可引发月经不调、异位妊娠及不孕。盆腔炎的临床表现类似于中医学所说的"妇人腹痛""热入血室""带下病""癥瘕""产后发热"等。

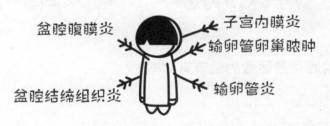

🪷 二、盆腔炎的诱发因素有哪些？

急性盆腔炎主要由劳累、不洁性生活、流产、宫腔内手术等因素诱发，表现为腹痛急性发作，常伴腰骶部酸痛，恶寒发热、尿急、尿痛、呕吐、腹泻、脓性味臭的阴道分泌物等。盆腔炎急性发作时，若未得到及时、积极、有效的治疗，可能引起盆腔炎性疾病后遗症，即俗称的"慢性盆腔炎"。

三、细菌、病毒是怎么引起盆腔炎的？

正常情况下，女性生殖系统能抵御细菌、病毒的入侵。在女性免疫力低下或卫生清洁差的情况下，细菌、病毒等微生物可先行感染外阴、阴道，随后逆行通过子宫，沿着输卵管到达盆腔，继而导致盆腔感染。

四、盆腔炎的病因有哪些？

盆腔炎的常见病因有：

1.**经期不良卫生习惯**　如不及时更换卫生巾、经期性生活等。

2.**手术感染**　如经阴道行宫腔镜手术、放置或取出节育器、诊断性刮宫术等可导致感染。

3.**产后或流产后感染**　如产后恶露淋漓不尽或人工流产等导致的感染。

4.**邻近器官的炎症直接蔓延**　最常见的是阑尾炎、腹膜炎的直接蔓延。由于阑尾、腹膜与女性内生殖器官毗邻，炎症可以直接蔓延，引起盆腔炎症。

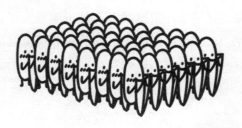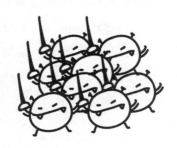

五、盆腔炎需要做的检查有哪些？

盆腔炎常做的检查有：

1.**妇科检查**　妇科检查是有性生活的女性必不可少的专属一线检查。盆腔炎患者在医师检查时，能明显感受到来自子宫颈的举痛，子宫的压痛，以及小腹两侧的压痛（需要注意的是，此处的压痛并不是手按压的疼痛，而是生殖器传来的疼痛）。

2.**白带常规、白带培养**　盆腔炎患者白带常规检查结果可提示大量白细胞或线索细胞或假丝酵母菌或滴虫等；进一步做宫颈管分泌物培养，有可能发现生殖道支原体、衣原体、淋病奈瑟菌等致病微生物。

3.**盆腔彩超**　盆腔炎患者行盆腔彩超检查可见盆腔积液，严重者甚至可见输卵管积水、输卵管卵巢积脓。

4.阴道后穹隆穿刺　镜检和培养穿刺所得到的子宫－直肠窝液体，可找到致病菌。

若患者体温超过38.3℃，或伴有恶寒、发热时，还需要检查血常规、红细胞沉降率（简称血沉）、C－反应蛋白、血清降钙素原是否异常。

同时，还需要注意排除其他邻近器官疾病导致的盆腔疼痛，如急、慢性阑尾炎导致的右侧下腹痛；尿路感染导致的膀胱部位疼痛等。若患者有结核病史，还需仔细检查是否为盆腔结核。

腹腔镜可以明确诊断和鉴别诊断，还可对盆腔炎的病变程度进行初步判定，但因腹腔镜检查不仅是一种有创检查，且价格较贵，故临床一般不推荐使用。

临床中，还可取患者性伴侣的尿道分泌物做直接涂片染色或培养，帮助查找病因。

六、盆腔炎应该如何防范？

盆腔炎多发生在性生活活跃期女性，尤其是初次性交年龄小、有多个性伴侣、性交过频、性卫生保健不到位的女性，以及性伴侣患有性传播疾病的女性。幼女、无性生活的女性，以及绝经后的女性很少发生盆腔炎。

细菌性阴道病，以及解脲支原体、淋病奈瑟菌、沙眼衣原体等导致的下生殖道感染都会引发盆腔炎，临床表现多伴随带下异常。发生上述下生殖道感染时，除细菌性阴道病外，都需要夫妻双方同时治疗，尤其是淋病奈瑟菌、沙眼衣原体导致的感染为性传播疾病，更需要夫妻双方及时配合治疗。需要注意的是，治疗满疗程后，夫妻双方均要复查病原体是否已经转阴。

子宫腔内手术操作后感染、产后或流产后感染也会导致盆腔炎的发生。宫腔手术过程中，如操作不当，手术消毒不彻底、不规范，容易造成感染，而导致盆腔炎。

女性不注意保持外阴清洁、经期卫生也会导致盆腔炎的发生。

急性盆腔炎没有积极治疗，则有导致盆腔炎性疾病后遗症发生的可能。

因此，可以从以下几方面预防盆腔炎的发生：洁身自好，避免多个性伴侣；注意外阴卫生、经期卫生；避免不必要的宫腔手术。值得注意的是，平素无需过度注重阴道清洁，清水清洗外阴即可，避免使用不合格的洗液等反复冲洗阴道，合格的洗液也不建议无原因反复冲洗阴道，以免阴道菌群紊乱引起内源性感染。

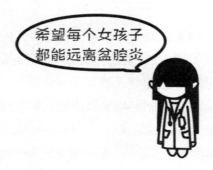

七、如何治疗盆腔炎？

盆腔炎病情比较顽固，容易反复发作，一旦发现，应尽早治疗。

首先，应该在医师指导下，规范使用抗生素治疗，清除病原体，缓解症状，减少后遗症。最好根据病原菌和药敏试验结果选择抗菌药物，但分泌物培养及药敏结果一般需要3～5天，因此，盆腔炎急性期或亚急性期，医师按照经验用药，及时控制盆腔炎症，并配合中药以清热解毒、利湿止痛效果更好。

其次，慢性盆腔炎由于反复炎症刺激，易造成盆腔脏器周围粘连，抗炎药物不易渗透而难以起效。中医药治疗盆腔炎具有独特优势，尤其是中医药综合治疗慢性盆腔炎更是疗效显著。中医药综合治疗盆腔炎主要包括口服中药汤剂、中成药，中药外敷配合微波理疗，中药灌肠，中药离子导入，中药穴位贴敷等方法，内外合治，多管齐下。

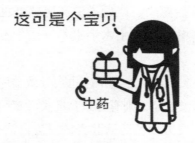

因盆腔炎性疾病后遗症多表现为下腹部疼痛，病因病机多为气滞血瘀、湿热瘀结，故治以清热利湿、活血化瘀、理气止痛为主。治疗慢性盆腔炎的疗程一般需要14天，连续治疗2～3个疗程效果更好。仅表现为间断性、轻中度腹痛等病情较轻的患者可门诊治疗；伴有盆腔腹膜炎、输卵管积水、输卵管卵巢脓肿等情况者，门诊治疗效果差，建议住院治疗；对于抗生素治疗仍未见明显好转的输卵管卵巢脓肿或盆腔脓肿者，必要时可行手术治疗。

八、盆腔炎没有及时发现或治疗，会有什么后果呢？

盆腔炎若未得到及时有效的治疗，长期、反复炎症刺激，易造成盆腔脏器周围粘连，抗生素无法充分发挥作用，可引起盆腔炎性疾病后遗症，具体可表现为：

1.**输卵管积水、输卵管积脓、输卵管卵巢囊肿、输卵管卵巢脓肿**　这些都是盆腔炎性物质蓄积形成的。

2.**不孕症**　盆腔炎导致输卵管管腔及周围组织粘连，伞端闭锁，精卵不能顺利结合；慢性子宫内膜炎致宫腔环境差，受精卵不能顺利着床。

3.**异位妊娠**　输卵管纤毛因炎性反应破坏，无法正常摆动，不能顺利护送受精卵到达子宫腔着床。

4.**慢性盆腔痛**　盆腔炎症迁延不愈形成粘连、瘢痕和盆腔充血，常表现为下腹部坠胀、疼痛，腰骶部酸痛，劳累、性生活及月经前后症状加剧。

盆腔炎症反应使盆腔免疫防御功能减退，加之未及时诊治而致反复暴露于危险因素中，容易导致上述症状反复发作。

九、盆腔炎会导致不孕症么？

盆腔炎会增加不孕的概率，有可能会引起不孕，但并不是每个盆腔炎患者都会不孕。盆腔炎顾名思义就是女性盆腔内脏器发生的炎症，子宫、输卵管、卵巢都归属于盆腔脏器，即女性生殖器官，所以一旦出现炎症，就可能会影响女性生育。

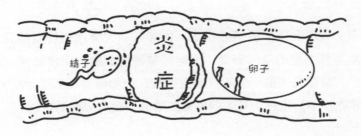

由盆腔炎引起的输卵管积水、输卵管积脓、输卵管粘连、输卵管伞端闭锁、输卵管卵巢炎、子宫内膜炎等，均可能引发不孕。

盆腔炎导致的女性不孕主要分为下列几个方面：

（1）盆腔环境较差，精卵不能顺利结合。如果输卵管出现炎症，输卵管管腔粘连、伞端闭锁，输卵管与周围组织粘连、包裹，输卵管拾卵的功能、输卵管的蠕动功能就会出现异常，精子和卵子相遇场所遭到破坏，两者无法顺利结合，可导致不孕。

（2）如果卵巢出现炎症，卵巢周围被粘连膜包裹，即使卵巢能够排卵，排出来的卵子也不能正常进入到腹腔，无法被输卵管拾到，从而导致不孕。

（3）宫腔炎症，如子宫内膜炎、宫腔粘连等也会导致不孕。受精卵好不容易来到子宫腔，却没有能够顺利着床的地方，当然也是不能怀孕的。

因此，不管是输卵管的炎症，还是卵巢、子宫的炎症，只要是女性内生殖系统的炎症都可能会影响怀孕，导致不孕。因此，一旦被诊断为盆腔炎，就要及时就诊，配合治疗，争取尽早治愈，以避免影响受孕。

十、盆腔炎和妇科癌症有关系吗？

盆腔炎和妇科癌症没有必然联系。炎症长期反复刺激盆腔，易造成盆腔器官周围粘连，导致弹性、活动度变差，但细胞并没有发生本质的变化，卵巢细胞还是卵巢细胞，输卵管组织也还是输卵管组织。

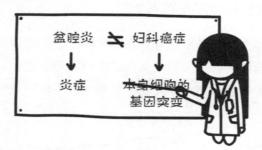

盆腔炎一般不会向妇科癌症发展。癌症是一大类恶性肿瘤的总称，究其根本，就是本身细胞的基因突变，细胞异常增殖分裂，无限增殖，产生实体肿瘤和转移。盆腔炎一般不会导致细胞突变，但如卵巢局部炎症反复刺激后，形成卵巢囊肿，不予重视，日久随着囊肿增大，则有癌变的可能。

十一、盆腔炎能治愈吗？

盆腔炎在初次发作时，经过及时、正规的诊断和治疗，在没有转变为慢性盆腔炎的时候是完全可以治愈的。但是，在现实生活中，有的患者想着"再熬一阵子，说不定盆腔炎就自己好了"；或"再等一阵子，现在忙得顾不上治疗盆腔炎"；有的患者"久病成医"，自行买药服用，吃了没效果，等几天还是没见效，才不得不来医院就诊；有的患者听说有可能需要手术治疗，哪怕是微创手术，也万分害怕，一直无法下定决心办理住院手续……等等诸如此类的情况，以致病情迁延，继而形成盆腔炎性疾病后遗症，导致盆腔内组织破坏，粘连、增生、瘢痕形成。

有些盆腔炎患者自行服药后，症状减轻了，就以为盆腔炎已经治愈了，就停药了。其实，病原体只是暂时被抑制住了，待停药后就又会"死灰复燃"，再次致病，继续破坏盆腔，导致盆腔炎反复发作。

有些盆腔炎患者，会因劳累、情绪剧烈波动、进食生冷、辛辣等诱因，出现再次感染，反复多次后，迁延成为慢性盆腔炎。

因此，女性一旦出现腰腹部坠胀、疼痛，要及时到医院就诊，若诊断为盆腔炎，则一定要接受系统的综合治疗，争取及早治愈。盆腔炎治愈后也要注意经期卫生；保持外阴清洁；无生育需求时注意避孕；调节心情，不要过度劳累；避免食用辛辣刺激的食物；洁身自好，防止盆腔炎复发。

十二、盆腔炎患者该如何运动？

盆腔炎患者的运动强度应选择在身体能够承受的范围内，锻炼的强度要由弱到强，逐渐增加。注意不要过度劳累，因过度劳累可能会加重盆腔瘀血状态。

盆腔炎患者可饭后适当散步；做太极拳或八段锦等传统健康运动；做仰卧起坐、仰卧蹬腿、扭胯、臀桥、平板支撑等运动，促进腰腹部的血液循环及肌肉收缩；做强度适宜的瑜伽或广播体操等。

下面简单列举几个适合盆腔炎患者做的运动：

1.仰卧蹬腿运动　患者采取仰卧姿势躺在床上，面朝天，双腿伸直，将左腿上提，然后屈膝成90°，左足保持上蹬，然后再缓缓地还原，让右腿再重复上述各项动作，交替进行，如踩自行车一样。

2.横向扭胯　身体保持自然站立，全身放轻松，两手置于身前平脐水平，掌心朝后，中指相对，以胯带腰向左后方位到最大限度为止，再以胯带腰，从左侧反转回来，向右侧后方旋转到最大限度，反复练习30次。

3.侧向扭胯　身体站直，自然呼吸，放松全身，双手放在胯部的两侧，带动胯部，以左-右、左-右的方向来扭转，扭转一次，作为一个节拍，共做八个八拍。

盆腔炎患者也可做一些轻柔的推拿、按摩，如每天睡前轻轻按揉、拍打腹部几分钟，快速摩擦腰骶部几分钟。

需要注意的是，盆腔炎急性发作，剧烈疼痛时，是不宜运动的，而应采取半卧位休息，让盆腔积液处于盆腔最低位，有利于把炎症控制在局部范围内，并及时前往医院就诊，以免延误病情。慢性盆腔炎急性发作时，不能过度劳累，应禁止性生活以及泡澡，以免导致病情加重。

盆腔炎患者不宜剧烈运动，如快跑、跳高、打球、爬山、跳绳等，以免加重盆腔炎的不适感。

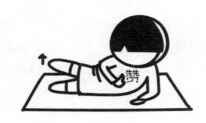

第二章　子宫内膜异位症

一、什么是子宫内膜异位症？

子宫内膜异位症，简称内异症，是指子宫内膜组织（腺体和间质）出现在子宫腔以外的部位。子宫从内到外分为黏膜层、肌层和浆膜层。黏膜层是正常子宫内膜所在位置。月经是子宫内膜的周期性脱落及出血。子宫内膜异位症是子宫内膜组织游走到了卵巢、盆腔、韧带、腹壁等位置。这些部位的子宫内膜仍然会随着月经周期性的脱落和出血，却又不能像正常月经一样通过阴道顺利排出体外，从而在生长的部位形成自己的"领地"，甚至向四周"侵略"，有的可能会伴有炎症。

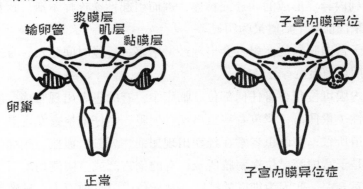

正常　　　　　子宫内膜异位症

二、子宫内膜异位症是什么原因引起的？

子宫内膜异位症的发病原因尚不明确。现代医学有几种学说，包括经血逆流的种植学说，淋巴及静脉播散学说，免疫功能障碍，等等。虽然子宫内膜异位症在病理学上呈良性表现，但在临床行为学上具有类似恶性肿瘤的特点，如种植、侵袭、远处转移等。中医学认为子宫内膜异位症的病因主要为瘀血阻滞盆腔。

三、子宫内膜异位症有什么危害？

子宫内膜异位症临床主要表现为进行性加重的下腹痛和痛经。异位内膜可以侵犯身体任何部位，但绝大多数位于盆腔脏器和盆壁腹膜，下腹、腰骶及盆腔中部是疼痛的高发部位，有时会放射到外阴、肛门及大腿。部分子宫内膜异位症患者表现为下腹持续性疼痛，经期疼痛加重。

需要注意的是，疼痛的严重程度与子宫内膜异位症严重程度并不一定成正比。有的患者只是小的散在的内异症病灶，却有痛到"生不如死"的感觉；有的患者粘连严重，却疼痛轻微。

这个看起来很痛的样子

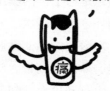

子宫内膜异位症还会导致性交不适。异位内膜可以侵犯直肠与子宫之间的陷凹，或者造成盆腔局部炎症粘连，性交时的碰撞或子宫收缩，会直接或间接刺激到内异症形成的病灶或粘连，进而引起性交疼痛不适。这种不适感常在月经来潮前性生活时最为明显。

部分子宫内膜异位症患者会出现经量增多、行经时间延长、月经淋漓不尽或经前期点滴出血等月经病。

异位内膜可侵犯全身任何部位。临床中，有的患者出现腹痛、腹泻、便秘或周期性少量便血，严重者甚至出现肠梗阻，经仔细检查发现是子宫内膜异位在肠道所致；有的患者常在经期出现尿痛、尿频、血尿、腰痛，经仔细检查发现是子宫内膜异位在膀胱所致；有的剖宫产或会阴侧切术后患者，切口愈合时对合差，就因为细微的缝隙，被异位内膜趁虚而入，导致手术瘢痕内异症，术后经期出现瘢痕疼痛和包块，并且不断加剧。

子宫内膜异位症中，卵巢巧克力囊肿（简称"巧囊"）临床非常多见。巧囊是异位内膜在卵巢皮质内生长，形成单个或多个囊肿，大小不等，周期性出血，陈旧性血液在囊内积久形成巧克力样、咖啡色、黏稠液体，在经期前后，性交后或腹压增加时可能发生破裂，从而引起剧烈腹痛。

需要注意的是，子宫内膜异位症还会导致不孕。

四、子宫内膜异位症需要做什么检查呢？

诊断子宫内膜异位症常做的检查有：

1.妇科检查　医师做妇科检查时，可发现触痛性结节，即医师触摸到病变部位时会引起患者疼痛；医师可看到患者阴道局部有隆起的小结节或紫蓝色斑点。

2.妇科彩超　可发现卵巢子宫内膜异位囊肿，以及囊肿在盆腔的位置、大小、质地等。

3.实验室检查　CA125是反应子宫内膜异位症病变程度的重要指标；HE4可鉴别子宫内膜异位症与卵巢癌。

4.腹腔镜　腹腔镜是诊断子宫内膜异位症的金标准。若患者表现为慢性腹痛，以及进行性加重的痛经，且CA125升高，但是妇科检查和超声都未找到异位灶，则应考虑行腹腔镜检查。

五、如何预防子宫内膜异位症？

少食生冷、辛辣、刺激的食物，如辣椒、酒、咖啡、浓茶等。调畅情志，睡眠充足，劳逸结合，适度锻炼。平时注意防寒保暖，避免洗冷水澡。经期禁止性生活、游泳、盆浴。这些生活调摄可在一定程度上避免子宫内膜异位症的发生。

平素小腹寒凉者，在冬天可选用当归生姜羊肉汤食疗。其中，当归活血化瘀养血，生姜温中散寒；羊肉温阳暖宫，本食疗可起到暖宫养血的效果。

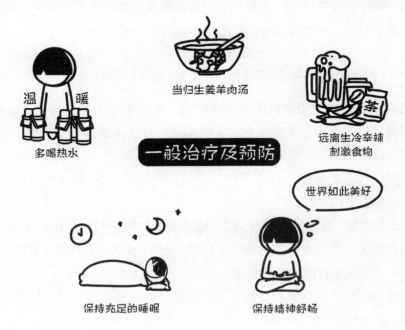

温　暖

多喝热水

当归生姜羊肉汤

远离生冷辛辣
刺激食物

一般治疗及预防

世界如此美好

保持充足的睡眠

保持精神舒畅

六、如何治疗子宫内膜异位症?

治疗子宫内膜异位症的根本目的是"缩减和去除病灶，减轻和控制疼痛，促进生育，预防和减少复发"。

1.药物治疗

（1）西医治疗　常用非甾体类抗炎药、口服避孕药、高效孕激素、GnRh-a，以及曼月乐环等。具体药物的选择需要医师根据临床实际情况确定。

（2）中医治疗　主要采用活血化瘀法，可选用中药口服、中药足浴、中药敷脐、艾灸推拿等方式。

2.手术治疗　卵巢子宫内膜异位囊肿直径≥4cm，合并不孕，药物治疗不能缓解症状者，可选择手术治疗，术后可用药物治疗预防复发。

七、子宫内膜异位症会导致不孕吗?

子宫内膜异位症一定程度上会导致不孕。子宫内膜异位症可能通过炎症反应引起盆腔粘连、输卵管粘连、输卵管梗阻，影响受精卵的结合及运送；免疫功能异常、子宫肌壁增厚变形导致胚胎着床障碍；卵巢功能异常导致排卵障碍、卵子质量下降等。内异症有可能破坏患者受孕所需的卵子、输卵管、子宫内膜等环节。子宫内膜异位症的不孕率高达40%～50%。

八、因子宫内膜异位症导致不孕的患者可以通过辅助生殖助孕吗?

经过手术治疗的子宫内膜异位症患者，术后半年内是怀孕的黄金时期，但很多时候，结果总是差强人意。人类辅助生殖技术是近年来治疗子宫内膜异位症导致的不孕的重要方法。

1.宫腔内人工授精（IUI）　针对输卵管通畅且无盆腔粘连的轻度内异症患者，可考虑采用IUI助孕。

2.体外受精–胚胎移植（IVF–ET）或卵泡浆内单精子注射技术（ICSI）　重症子宫内膜异位症患者、期待或人工授精处理3～6个月未获临床妊娠的轻症患者，可考虑实施这两种助孕技术。

医师会综合子宫内膜异位症患者的年龄、症状和体征等具体情况制定治疗方案。

一般年龄较大、无症状的子宫内膜异位症患者可直接选择行IVF，这样可缩短获得妊娠所需的时间、降低费用、避免手术并发症。症状较重的子宫内膜异位症患者，可行保守手术联合药物治疗后再行IVF，可获得更高的妊娠率。

采用人类辅助生殖技术助孕的子宫内膜异位症患者，因患者的年龄、病情、助孕方案等不同，成功率波动于10%～60%。不过，人类辅助生殖技术也存在阴道出血、感染、脏器损伤、卵巢扭转、卵巢过度刺激综合征、多胎妊娠等风险，但成为母亲的幸福感总能抹去备孕过程中的辛酸。

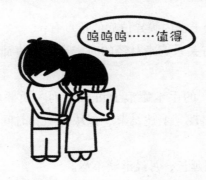

🪷 九、同房时阴道及下腹痛正常吗？

许多女性朋友被同房时阴道及下腹痛的问题困扰，却又羞于启齿。出现这种情况的原因有：

（1）同房中力度使用不当，频繁对阴道造成刺激，腹部隐痛会在休息后有所好转。

（2）某些女性对精液过敏，精液进入体内会引起下腹部不适，精液过敏的女性建议同房时做好防护措施。

（3）同房过程中，剧烈运动可能使成熟的卵泡排卵，部分患者出现排卵痛，数日后会自行缓解。剧烈的震动或挤压导致黄体破裂，盆腔内大出血而引起剧烈疼痛。此时，需立即就医，以免耽误病情。

（4）患阴道炎、盆腔炎、宫颈炎等疾病的女性同房时，因炎症刺激，局部会出现红肿、疼痛等症状。

（5）子宫内膜异位症病灶位于阴道后穹窿等部位，或病灶位置较大者，同房时会有疼痛感。

十、每次来月经，剖宫产刀口都疼痛，正常吗？

剖宫产后，每次来月经，刀口都有点疼，这是不正常的。

剖宫产时，要逐层切开腹壁、子宫，将胎儿及其附属物取出，随后逐层缝合子宫、腹壁。在缝合过程中，子宫内膜有可能会进入子宫及腹壁的切口，种植在切口处，即发生了切口局部的子宫内膜异位症。之后每次来月经时，切口处的内膜组织也会脱落出血，却无法正常排出体外，就会出现剖宫产手术瘢痕处的疼痛和包块，有的患者还伴有出血时间延长、经血淋漓不尽等情况。

剖宫产手术瘢痕处子宫内膜异位症的特点有：

（1）与月经周期有关系。来月经的时候会出现疼痛，经期结束后，疼痛的症状会缓解。

（2）一般在剖宫产的手术瘢痕上可触摸到一质硬的结节、包块，缝合的各个层面都有可能出现。上述结节、包块会随着时间的延长，出现增大的情况。

（3）经期出血时间延长，月经淋漓不尽。

月经期出现剖宫产刀口疼痛，月经结束后应立即去医院就诊，行妇科彩超检查，检查刀口处是否存在异常。若确诊为剖宫产手术瘢痕处子宫内膜异位症，则应在医师指导下，通过药物治疗或手术治疗来缓解疼痛。

第三章　卵巢囊肿

🪷 一、什么是卵巢囊肿？

许多女性朋友会说："我什么不舒服都没有，为什么做彩超却发现卵巢上长囊肿了呢？"什么是卵巢囊肿呢？顾名思义，可形象地比喻为，就是有个"囊肿（袋）"系在了卵巢的上下左右或藏在卵巢里面。

囊肿有各种不同的形态，有大有小，大的像鸡蛋，小的像花生。

囊肿可分为：①囊性囊肿：囊内装着或清亮或浑浊的液体。②实性囊肿：囊内呈实性。③囊实性囊肿：囊内容物存在实性和液体两种成分。

🪷 二、卵巢囊肿有哪些分类？

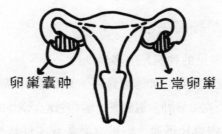

卵巢囊肿　　　正常卵巢

卵巢囊肿可分为功能性卵巢囊肿和非功能性卵巢囊肿。

1.功能性卵巢囊肿　即生理性卵巢囊肿，一般是女性生理变化形成的，往往会随着1~2次的月经来潮而自行消失。

什么是生理性囊肿？打个比方，卵巢是卵子生长发育的巢穴，大多数情况下，每个月会有一个卵泡发育成熟并排卵，排入盆腔。当某月的优势卵泡没有顺利破裂、排卵，那么它囤积的卵泡液就会形成一个卵巢囊肿，即滤泡囊肿；当优势卵泡内的卵子顺利离开卵巢，它遗留的黄体也有可能形成一个卵巢囊肿，即黄体囊肿。这两种囊肿往往会在下次月经或2~3次月经来潮后自行消退。

功能性卵巢囊肿均为良性囊肿。

2.非功能性卵巢囊肿　即生理性囊肿以外的囊肿。常见的类型有：

（1）畸胎瘤　是卵巢生殖细胞肿瘤的一种，病因尚不明确。囊内有毛发、牙齿等。成熟畸胎瘤多为良性，未成熟畸胎瘤多为恶性。

（2）囊腺瘤　浆液性囊腺瘤囊肿里面像注了水，黏液性囊腺瘤囊肿里面像装了果冻。

（3）卵巢巧克力囊肿　即卵巢子宫内膜异位症，囊肿里装了像浓稠的巧克力样的液体。此类囊肿一般为良性疾病，少数也有恶性的风险。

（4）冠囊肿　又名输卵管系膜囊肿，属于女性的非赘生性的囊肿，大部分属于良性。体积比较小的时候，一般不会引起任何症状。体积增大时，可导致女性下腹部坠胀感，有的女性在体位改变或剧烈活动后可引起卵巢囊肿蒂扭转，导致突发性剧烈腹痛，需立即就医。

（5）输卵管泡状附件　是因输卵管和卵巢上有炎症而出现的含有积水的小囊泡，位于输卵管和卵巢之间，对身体没有太大的危害，是一种良性病变。

（6）卵巢癌　体积过大的囊肿，如彩超提示囊肿内部有乳头或实性病变，且血流丰富，提示有恶性可能，需行手术治疗。

三、卵巢囊肿是肿瘤吗？

卵巢囊肿是一种常见的肿瘤，但多为良性。

一般情况下，生理性囊肿，如滤泡囊肿、黄体囊肿，都是良性囊肿；某些病理性的囊肿，如卵巢巧克力囊肿、冠囊肿、输卵管泡状附件，亦是良性病变。

但卵巢囊肿短期内生长迅速，内部有乳头或实性病变且血流丰富时，需排除卵巢恶性肿瘤。卵巢恶性肿瘤包括上皮性肿瘤、生殖细胞肿瘤、性索间质肿瘤、转移性肿瘤等。它们的发生、发展可能伴随一定的症状，如阴道不规则出血、腹痛、腹胀、内分泌严重紊乱等；实验室检查可发现异常；或有癌症病史。恶性肿瘤应早发现、早治疗。

四、卵巢囊肿可以自己消失吗？

部分卵巢囊肿会自行消失。

生理性卵巢囊肿经过2～3个月，可以自行消失。

病理性卵巢囊肿，不管是良性还是恶性，往往都不会自行消失。有的病理性卵巢囊肿经过药物治疗可以消失；有的则吃药也不会消失，严重时还需手术治疗，并关注病理结果。

某些良性的非生理性卵巢囊肿虽然不会癌变和转移，但是这些囊肿过大时，还需警惕囊肿蒂扭转。临床中表现为突发性的腹痛。可以这样理解，卵巢囊肿就像是一颗瓜，用瓜蒂和卵巢相连接，体位突然变化时，因为"瓜"太重，"瓜蒂"就扭转了，扭转处就会产生剧烈疼痛。出现卵巢肿瘤蒂扭转时，一定要及时去医院就诊，以免延误病情。

若卵巢囊肿2～3个月后复查，未消失或未见明显缩小，则需提高警惕，仔细排查病因，并予以对症处理。

五、发现卵巢囊肿，就一定得做手术吗？

门诊常有患者拿着妇科彩超单问："医生，这个卵巢囊性回声区是什么？需要手术治疗么？"需要注意的是，并不是所有卵巢囊肿都要做手术。

许多情况下，卵巢囊肿是通过妇科检查、妇科彩超发现的。根据囊肿的大小、囊内回声，以及伴随症状可以对囊肿进行初步的判断。

1.不需要手术治疗的卵巢囊肿

（1）一般来说，生理性囊肿，如滤泡囊肿、黄体囊肿都属于良性囊肿，一般2～3个月后可自行消失，不需要手术治疗，定期复查彩超即可。

（2）直径＜5cm的普通囊肿也一般不需要手术治疗。

（3）某些病理性的囊肿，如巧克力囊肿、冠囊肿、输卵管泡状附件等，在囊肿较小时亦无需手术治疗。

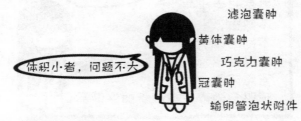

体积小者，问题不大

滤泡囊肿
黄体囊肿
巧克力囊肿
冠囊肿
输卵管泡状附件

2.需要手术治疗的卵巢囊肿

（1）某些直径＞5cm的普通囊肿，虽然是良性囊肿，但是如果药物治疗后，持续3个月都没有显著缩小或消失，这时就需要手术治疗。

（2）某些小的普通囊肿，经药物治疗，在2～3个月复查时，生长速度较快，且伴有小腹胀痛，则需要手术治疗。若囊肿破裂或蒂扭转，则需紧急手术治疗。

（3）直径＜5cm的巧克力囊肿，患者短期内没有怀孕的需求，且伴有严重痛经，则需手术治疗。

（4）卵巢囊肿彩超提示下列情况也需要手术治疗：囊肿透声差，内有分隔，隔上有血流信号；囊壁增粗，有血流信号；囊肿内有高低回声区；囊肿内部分呈实性，或回声不均匀；囊壁有或小或大的高回声，即乳头突向囊内，高回声上有血流信号。彩超出现这些提示，则表明囊肿存在恶性的可能，临床需要进一步检查，若结果异常，则必须手术治疗！

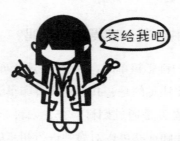

卵巢囊肿到底需不需要手术，一定要到正规医院咨询专业医师，听从专业建议，以免延误病情。

六、得了卵巢囊肿，需要注意什么？

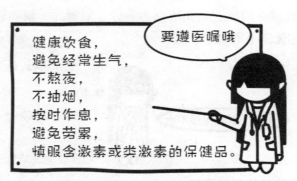

（1）健康饮食，避免食用辛辣刺激性的食物，如辣椒、葱、蒜等；忌食桂圆等热性食物；忌饮酒。

（2）调畅情志，避免经常生气。

（3）注意休息，不熬夜，避免劳累；忌抽烟。

（4）避免剧烈运动，以防囊肿破裂，而引起突发性腹痛、出血。

（5）慎服含激素成分的保健品，如蜂王浆等。

（6）定期复查妇科彩超，观察囊肿的变化情况。

七、服用保健品会导致卵巢囊肿吗？

服用保健品一般不会引起卵巢囊肿，但是滥用含有激素类的保健品可能会导致卵巢囊肿。

许多女性为了身体健康，会购买保健品服用，但是，如果过度服用保健品，却有可能会适得其反，如滥用激素类保健品有可能引发卵巢囊肿。

蜂王浆、羊胎素等保健品富含雌激素，长期过量服用会增加卵巢囊肿的风险。若已有卵巢囊肿，则应避免服用含有雌激素的保健品。因雌激素易刺激囊肿的生长，导致囊肿不断增大。女性更年期时，内分泌容易出现异常，也应避免自行服用一些含有激素的保健品。

需要注意的是，虽然服用含有激素类的保健品可能会引起卵巢囊肿，但并不是所有的囊肿都是吃保健品吃出来的。

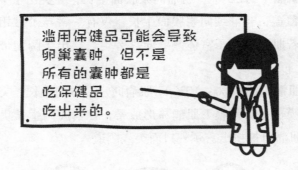

第四章　子宫肌瘤

❀ 一、什么是子宫肌瘤?

子宫肌瘤是女性生殖系统最常见的良性肿瘤,由平滑肌及结缔组织组成,常见于30～50岁女性,20岁以下女性少见。子宫肌瘤多在妇科彩超检查时发现。

按肌瘤生长部位,可分为宫体肌瘤(约90%)和宫颈肌瘤(约10%)。

按肌瘤与子宫肌壁的关系(子宫从内到外可分为黏膜层、肌层、浆膜层)。可分为:

1.肌壁间肌瘤(约60%～70%)　肌瘤位于子宫肌壁间,周围均被肌层包围。

2.浆膜下肌瘤(约20%)　肌瘤向浆膜面生长,并突出于子宫表面,表面仅为子宫浆膜覆盖,若继续向浆膜面生长,仅有一蒂与子宫相连,称为带蒂浆膜下肌瘤;若肌瘤位于子宫体侧壁向宫旁生长突出于阔韧带两叶之间,称为阔韧带肌瘤。

3.黏膜下肌瘤(约10%～15%)　肌瘤向宫腔方向生长,突出于宫腔,表面仅为子宫内膜覆盖。黏膜下肌瘤易形成蒂,在宫腔内生长犹如异物,常引起子宫收缩,肌瘤可被挤出宫颈外口而突入阴道。

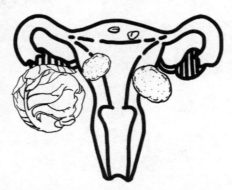

子宫肌瘤常为多发性,以上各种类型的肌瘤可同时发生,称为多发性子

宫肌瘤。子宫肌瘤大小不一，小的只有几毫米，就像一颗绿豆或者花生；大的可能有十几厘米，就像一颗卷心菜。

二、子宫肌瘤会不会恶变呢？

通常情况下，子宫肌瘤都是良性的，但是在孕期或绝经后，以及某些特殊情况下，子宫肌瘤原有的结构会发生改变，称之为变性。常见的变性有玻璃样变、囊性变、红色样变、钙化、肉瘤样变，其中，前四者属于良性变性，肉瘤样变属于恶性变性。

1.玻璃样变　肌瘤的平滑肌及结缔组织变成了均匀透明状物质。

2.囊性变　玻璃样变继续发展，变成含有清亮无色液体，或者胶胨状的物质的一个或数个囊腔。

3.红色样变　较为特殊，发生在妊娠期和产褥期，常伴有急剧腹痛、恶心、呕吐、发热、白细胞增多。

4.钙化　是在子宫肌瘤内有钙质沉积，易发生于绝经后女性，意味着肌瘤处于萎缩、缩小的趋势。

5.肉瘤样变　为恶性变，表现为肌瘤短期内迅速肿大，伴疼痛和出血。

子宫肌瘤患者每3~6个月需复查一次妇科彩超；当出现月经量过多、经期延长及非月经期阴道出血和腹痛时，应及时就诊。

三、子宫肌瘤有哪些表现？

大多数情况下，子宫肌瘤并无症状，都是在行妇科彩超时发现。子宫肌瘤的症状多与肌瘤的部位、大小及有无变性相关，与肌瘤数目关系不大。

子宫肌瘤常见的临床表现有：

1.月经量增多及行经时间延长　肌壁间肌瘤体积较大时，导致子宫体积随之被"撑大"，既影响子宫的规律收缩，又使子宫内膜的面积增加，进而月经期间剥脱出血也随之增加，就会导致月经期出血量过多或出血时间过久。

子宫肌瘤伴雌激素过高时，也可导致异常子宫出血；子宫肌瘤合并子宫内膜过度增殖或子宫内膜息肉时，也可引起月经量过多；子宫肌瘤长期压迫引起盆腔充血，也可导致血流旺盛而出现月经期出血量多。黏膜下子宫肌瘤使宫腔增大，子宫内膜面积增加并影响子宫收缩，从而引起月经量增多和经期延长。

2.**不规则阴道出血或血样脓性排液** 多见于黏膜下肌瘤。当黏膜下肌瘤坏死感染时，子宫内膜破溃、渗血、渗液，出现脓性分泌物，经阴道流出；同时坏死组织引起慢性子宫内膜炎，导致阴道淋漓出血。黏膜下子宫肌瘤患者的月经量多，持续出血导致继发性贫血，会表现为面色苍白或萎黄，头晕乏力，甚至胸闷、心悸，此时需要使用药物纠正贫血，或采用输血治疗。

3.**下腹包块，阴道脱出包块** 子宫肌瘤较小时，一般通过妇科彩超才能发现。子宫肌瘤长大到一定程度时，妇科检查时，可触及子宫上有压痛的包块。某些黏膜下子宫肌瘤长到一定程度，会脱出阴道。

4.**带下增多** 肌壁间子宫肌瘤可使宫腔面积增大，内膜腺体分泌增多，导致带下量多。黏膜下子宫肌瘤感染可见大量脓性白带，若有溃烂、坏死、出血时，可有血性或脓血性并伴恶臭的阴道流液。

5.**压迫症状** 位于子宫前下方的肌瘤压迫膀胱，可导致尿频；宫颈肌瘤压迫尿道，可导致排尿困难、尿潴留；位于子宫后方的肌瘤压迫直肠，可导致便秘；位于子宫两侧阔韧带的肌瘤压迫输尿管，可导致肾盂积水。

6.**急性腹痛** 带蒂的浆膜下子宫肌瘤由于在腹腔的活动空间大，发生蒂扭转时，可出现急性腹痛。

7.**不孕或者流产** 黏膜下子宫肌瘤和肌壁间子宫肌瘤引起宫腔变形，胚胎无法顺利着床、生长，可导致不孕或流产。

一般情况下，子宫肌瘤引起的出血量多是以月经期出血量过多为主，一旦出现非月经期阴道出血，必须引起重视，及时就诊，排查宫颈癌、子宫内膜癌等其他疾病。

四、喝中药能消掉子宫肌瘤吗？

子宫肌瘤的产生与雌激素水平过高、子宫肌层对雌激素敏感性过高、遗传因素等有关。要消除子宫肌瘤，就得消除以上因素。

雌激素能不能降低呢？雌激素分为外源性和内源性两种。外源性雌激素的来源主要是含雌激素的药物，如避孕药等；饮食摄入，如服用某些含雌激素的保健品、豆制品等；另外，某些含激素的化妆品，也会通过皮肤进入人体。内源性雌激素的来源主要是卵巢，女性进入青春期后，卵巢开始规律性产生雌激素（生理量）。人类辅助生殖技术治疗过程中，超促排卵可刺激卵巢产生大量雌激素，刺激肌瘤生长。女性进入绝经期后雌激素明显下降，子宫肌瘤会逐渐萎缩、变小。

子宫肌层对雌激素的敏感性能不能降低呢？当然了，这是基本不可能的。遗传因素能不能改变呢？显而易见，遗传因素从出生开始就不会改变了。

因此，直径<3cm的子宫肌瘤经过规范中药治疗可能会缩小或者消失，直径≥3cm的子宫肌瘤喝中药很难彻底消除，但是，对症使用中药可以尽量减缓子宫肌瘤的生长速度、缓解子宫肌瘤引起的相关临床症状。如桂枝茯苓丸等具有活血化瘀、软坚散结功效的中药可减缓子宫肌瘤生长速度；八珍汤等具有益气补血功效的中药对于子宫肌瘤导致的月经量多、行经时间长、贫血等有显著疗效；清热凉血止血类中药可以治疗子宫肌瘤出血时间过长导致的感染等。

五、什么情况下，子宫肌瘤会减小甚至消失呢？

子宫肌瘤是依赖雌激素生长的。女性绝经后，卵巢功能衰退，雌激素水平随之下降，子宫肌瘤就会逐渐停止生长，并逐渐萎缩。

六、子宫肌瘤应该如何治疗呢？

没有任何症状的子宫肌瘤一般不需要治疗，特别是围绝经期女性，只需要每隔3～6个月复查一次妇科彩超，比较子宫肌瘤是否增大？增大的速度如何？有没有质地改变？有没有血流信号？

如果子宫肌瘤已经很大，直径≥5cm，或经期出血量过多，甚至导致贫血，或频繁腹痛，则需及时就诊，以免延误病情。

七、子宫肌瘤出现什么情况，需要考虑手术治疗？

子宫肌瘤若是出现下列症状时，就需要考虑手术治疗了。

1.月经量过多，合并中重度贫血 子宫肌瘤导致月经量过多，中重度贫血，患者出现头晕乏力、胸闷心慌、恶心呕吐等临床表现，就需要考虑手术治疗了。

2.阴道不规则出血 黏膜下子宫肌瘤长在子宫腔里，或者有部分突向子宫腔，导致非月经期阴道不规则出血，且随着肌瘤的生长，病情越发严重，则需尽早手术治疗。

3. **严重腹痛、性交痛或慢性腹痛**　子宫肌瘤可能压迫神经血管，造成慢性腹痛。妊娠期女性，因雌激素水平较高，子宫肌瘤可能明显增大，甚至引起血栓及溶血，出现剧烈腹痛、恶寒发热、恶心呕吐等症状。有的子宫肌瘤带蒂，扭转时连接子宫和子宫肌瘤的血流切断，血管痉挛，或者缺血、出血、感染、坏死，会引起剧烈腹痛。子宫肌瘤突出宫颈管长到阴道里，会发生性交痛。子宫肌瘤出现上述这些情况时，需要手术治疗。

4. **尿频、尿急、排便困难**　当子宫肌瘤体积过大，压迫膀胱时，可导致尿频、尿急、尿余沥不尽之感；压迫直肠时，可导致排便困难。出现这些情况时，需要考虑手术治疗。

5. **不孕症、反复流产**　可形象地比喻为，黏膜下子宫肌瘤长在宫腔内，宫腔的"肥沃土壤"都滋养了肌瘤这些"杂草"，导致正常的受精卵"种子"没有着床生长的空间，很难在宫腔"扎根"，即便扎了根，也往往会因为没有足够的生长空间出现流产。某些肌壁间子宫肌瘤会压迫子宫腔，导致宫腔变形或内膜供血不足，破坏了受精卵这颗"种子"的"生长空间"和"生长土壤"，"种子"无法生根发芽长大。子宫肌瘤导致反复流产或不孕时，需要考虑手术治疗。

6. **疑有肉瘤变**　若子宫肌瘤引起腹痛、阴道出血或脓性排液，怀疑有恶性肉瘤变性时，一定要及时手术治疗。

八、准备怀孕的女性如果有子宫肌瘤，该先备孕还是先治疗子宫肌瘤？

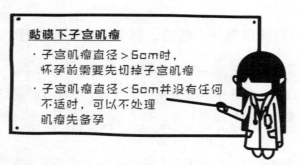

很多有子宫肌瘤的女性在备孕前会有"该不该切子宫肌瘤？子宫肌瘤会

不会影响怀孕？"的困扰。到底是先怀孕？还是处理子宫肌瘤后再怀孕？需要分情况具体看待。

1. 需要先处理子宫肌瘤，然后再备孕的情况

（1）黏膜下子宫肌瘤

黏膜下子宫肌瘤生长在宫腔内，可影响受精卵着床，受精卵即便着床后，生长空间也很有限，会导致流产的发生。因此，在备孕前发现黏膜下子宫肌瘤，一定要先切除，再着手怀孕事宜。

（2）直径≥5cm的子宫肌壁间肌瘤

①子宫肌壁间肌瘤过大时，导致宫腔变形或内膜供血不足，内膜就像"贫瘠的土壤"，生长空间狭小和土壤贫瘠，"种子"受精卵也同样没法长大。患者不容易怀孕，即便怀孕后也容易流产，甚至反复流产。

②子宫肌瘤是依赖雌激素生长的，妊娠期间雌激素水平较高，胎儿生长的同时，子宫肌瘤也在"茁壮成长"。孕期子宫肌瘤容易发生红色变性，导致剧烈腹痛，并伴有恶心、呕吐、高热，需要紧急处理。变性的子宫肌瘤会刺激子宫，使子宫的敏感性增加，引起子宫收缩，如果不及时治疗，会导致流产。

③带蒂子宫肌瘤过大，容易出现蒂扭转。

因此，子宫肌瘤直径≥5cm者，建议先手术治疗子宫肌瘤，术后禁止性生活2个月，并让子宫休养半年至2年后备孕。

2. 可暂不处理子宫肌瘤，直接备孕的情况

子宫肌瘤直径＜5cm，且没有任何症状，可暂不处理子宫肌瘤，直接备孕。大多数妊娠合并子宫肌瘤的患者在整个孕期是没有子宫肌瘤相关症状的，孕妇只要定期产检，按时复查彩超，确保子宫肌瘤没有太大变化就可以了。怀孕后，即使发现子宫肌瘤增大了，没有特殊情况也不需要特殊处理。90%的妊娠合并子宫肌瘤患者在产后3~6个月时，雌激素下降到怀孕前水平，肌瘤体积会随之缩小。

九、绝经后，子宫肌瘤还会生长吗？

子宫肌瘤是依赖雌激素生长的良性肿瘤，只要卵巢正常分泌雌激素，子宫肌瘤就可能缓慢增长。

绝经后，卵巢功能逐渐减退、衰竭，分泌的雌激素明显减少，较小的子宫肌瘤失去雌激素的"营养"会停止生长，并逐渐萎缩。所以一般情况下，绝经后子宫肌瘤不会再继续增长，若无临床症状，患者可一年复查一次妇科彩超。建议复查时选择同一家医院，采取同一种方式（经阴道或经腹），使前后的检查结果更具对比意义。复查时，需要考虑子宫肌瘤的这些情况：是否萎缩？是否变大？增大的速度如何？有没有质地及回声的改变（变性）？有没有异常的血流信号？等等。

如果绝经后子宫肌瘤还在生长，则需考虑是否摄入了雌激素类含量高的食物、保健品。若是，则停止摄入，3～6个月后复查彩超，如果肌瘤不再增大了，则保持定期复查即可。

如果停止摄入雌激素含量高的食物、药物、保健品等后，子宫肌瘤仍在增长；或者根本没有吃任何雌激素含量高的东西，绝经后子宫肌瘤仍生长迅速，就需要提高警惕了。若同时伴有腹痛、阴道淋漓出血等症状，则需要考虑子宫肌瘤发生了肉瘤样变性（恶变）的可能性。出现此种情况，患者应及时就诊，行肿瘤标志物筛查、盆腔CT或核磁等检查，以协助决定治疗方案。

十、得了子宫肌瘤，饮食需要注意什么？

合理膳食，规律饮食，清淡饮食，不吃雌激素含量高及辛辣刺激的食物，戒烟、戒酒。不要暴饮暴食，因为暴饮暴食容易造成新陈代谢紊乱，引起内分泌的紊乱，雌激素水平受到一定程度的影响。摄入过多饱和脂肪酸会刺激雌性激素过度分泌。

多摄入富含纤维的食物，减少脂肪摄入，可以保持激素水平平衡。合并贫血的患者，建议多吃含铁较多的食物，如菠菜、桂圆等。

第五章 宫颈HPV感染、宫颈癌

一、什么是"宫颈防癌双筛查"？

宫颈防癌双筛查一般是指宫颈液基细胞学检查（TCT）和宫颈人乳头瘤病毒（HPV）筛查。

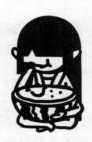

子宫颈癌是最常见的妇科恶性肿瘤，起源于子宫颈上皮内病变，为高危型HPV感染所致。临床中，可通过检测宫颈部位的细胞和病毒DNA来筛查子宫颈癌。

子宫颈防癌筛查中，细胞筛查就是通过宫颈液基细胞学检查（TCT）检测宫颈细胞有没有炎性改变？有没有未明确意义的细胞改变？有没有癌前病变或癌变？病毒DNA检测就是通过宫颈人乳头瘤病毒（HPV）筛查宫颈是否存在HPV病毒感染，并对高危型、低危型的HPV病毒进行定性或定量检测。

二、什么年龄段的人需要做宫颈防癌筛查？

宫颈防癌筛查应从25岁开始，年龄<25岁女性HPV感染率较高，但多为一过性感染，子宫颈癌的发病率低，不建议过早干预。对于25岁以下存在多名性伴侣、过早性生活史、感染HIV等高危女性，推荐提前筛查并适当缩短筛查间隔。

年龄25~64岁的女性，每5年行一次HPV核酸单独检测，或联合筛查；或每3年一次细胞学检查。

年龄65岁以上的女性，如既往有充分的阴性筛查记录（10年内有连续3次细胞学筛查，或连续2次的HPV筛查或联合筛查，且最近一次筛查在5年内，筛查结果均正常），且无高危型HPV持续感染，以及无因HPV感染所致的相关疾病治疗史等高危因素，可终止筛查。

年龄65岁以上，如从未接受过筛查，或65岁前10年无充分阴性筛查记录，或有临床指征者，仍应进行子宫颈癌筛查。另外，对于第一次性生活年龄<16岁，有多个性伴侣，多次生产分娩，以及长期吸烟的女性，需加强宫颈防癌筛查的频次。对于接种过宫颈癌疫苗的女性，建议常规进行宫颈防癌筛查。

三、什么情况需要做宫颈防癌筛查？

出现下列临床症状时，需要进行宫颈防癌筛查：

1.**性交出血** 多数的宫颈癌患者在疾病早期会出现性交出血现象。

2.**阴道不规则出血** 若宫颈癌病灶侵袭宫颈周围的血管，就会出现不同程度的阴道出血。

3.**阴道异常分泌物增多** 宫颈、阴道局部因受到癌肿组织的刺激，或者癌肿组织自身破溃，会出现腥臭味血性分泌物。

另外，患有免疫性疾病者、HIV感染者，要按期进行宫颈防癌筛查。体内激素水平紊乱而导致宫颈增生性病变者，也需按期进行宫颈癌筛查。

四、宫颈防癌筛查有什么注意事项？

（1）被检查者必须有性生活史。

（2）宫颈防癌筛查前至少3天内不能有性生活。

（3）避开月经期，月经期不能做宫颈防癌筛查。

（4）宫颈防癌筛查前不能清洗阴道。

五、什么是宫颈糜烂？

"宫颈糜烂"实际上是宫颈柱状上皮异位，并非真性糜烂。宫颈转化区是宫颈柱状上皮与鳞状上皮交界处，是宫颈癌好发部位。在雌激素的影响下，宫颈管内的柱状上皮细胞外移至宫颈阴道部，转化区呈红色细颗粒状，肉眼观似"糜烂"，实际上是宫颈正常的生理现象。既不是真性糜烂，也不是炎症或癌前病变，无需特殊治疗。

六、什么是宫颈纳囊？

宫颈纳囊是宫颈腺管变窄或堵塞，腺体里的黏液无法排出而形成的囊肿，就像宫颈上长了几个针尖或米粒大小的水泡。

宫颈纳囊是宫颈腺体分泌旺盛的表现，一般情况下，纳囊是不会自己消失的。单纯的宫颈纳囊并不会导致宫颈癌的发生。若宫颈纳囊合并性交出血、带下异常，则需及时就诊，查清原因。

七、HPV 感染了就一定会得宫颈癌吗？哪些人容易感染 HPV？

虽然大约 95% 的宫颈癌与 HPV 感染有关，但并不是说 HPV 感染了就一定会得宫颈癌。

现实生活中，HPV 感染很常见，正常情况下，经过免疫清除，可自动转阴。但是，在抵抗力下降或某些特殊情况下，HPV 会出现持续性感染。高危型 HPV 病毒持续性感染，可能导致宫颈癌前病变，癌前病变继续发展，则可能逐渐转变为癌。

虽然说并不是 HPV 感染了就一定会得宫颈癌，但是保持定期的宫颈防癌筛查是非常必要的。一旦发现宫颈 HPV 感染，建议在医师指导下，据 HPV 的类型和感染情况，选择合适的诊疗方式。

八、HPV 有哪些分型？

HPV 有多种基因型，不同基因型的 HPV 感染可导致不同临床病变。按照生物学特征和致癌潜能，HPV 可分为高危型和低危型。

常见高危型：HPV16、18、31、33、35、39、45、51、52、56、58、59 型等。

常见疑似高危型：HPV26、53、66、67、68、70、73、82 型等。

常见低危型：HPV6、11、40、42、43、44、54、61、72、81、89 型等。

若提示高危型 HPV 阳性，尤其是 HPV16 型或 HPV18 型阳性，则必须行阴道镜以明确病情，排除宫颈低度鳞状上皮内病变（LSIL）、宫颈高度鳞状上皮内病变（HSIL）以及鳞状上皮细胞癌。

九、HPV 有哪些传播途径？

1.直接性接触传播　为最主要的传播途径。与感染 HPV 的性伴侣性接触，

HPV病毒接种到性伴侣的生殖器上，导致HPV感染而发病。

2.间接传播　即和HPV感染者接触或共用一些日常生活用品，如内裤、浴巾、浴盆、坐便器、游泳池等导致的传播。

3.母婴传播　子宫颈部位HPV感染的孕妇生殖道内会有HPV病毒"埋伏"，分娩时，胎儿经过产道可能感染HPV，有些患儿表现为尖锐湿疣。

十、HPV疫苗有必要接种吗？

有必要接种HPV疫苗。HPV疫苗不仅能预防HPV感染导致的宫颈癌，也能预防其他HPV感染引起的疾病。HPV疫苗是有效预防宫颈癌发生的预防措施，预防宫颈癌的有效率高达90%以上。

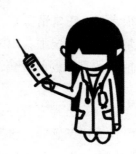

十一、HPV疫苗分为哪几种呢？

HPV疫苗分为二价疫苗、四价疫苗、九价疫苗。

1.二价疫苗　预防HPV16、18型感染，使用年龄为9～45岁。

2.四价疫苗　预防HPV6、11、16、18型感染，使用年龄为20～45岁。

3.九价疫苗　预防HPV6、11、16、18、31、33、45、52、58型感染，使用年龄为9～45岁。

十二、接种HPV疫苗有什么注意事项？

1. HPV疫苗接种前注意事项

（1）有性生活女性去医院进行TCT检查和HPV病毒DNA检测。TCT检查是为了排除病变的存在；HPV病毒DNA检测是为了判断有没有感染HPV病毒。

（2）哺乳期和怀孕的女性不可以接种。

（3）有蛋白质或酵母过敏史者不可以接种。

（4）感冒发烧期间不可以接种。

（5）接种的时候需避开月经期。

（6）最好在未有性生活前接种，预防效果更佳。

2. HPV 疫苗接种后注意事项

（1）接种部位可能会出现局部红肿、疼痛，一般是轻微反应，2~3 天会逐渐消失，接种后 24 小时内不要洗澡。

（2）少数人接种疫苗后会出现发热、恶心、呕吐等不良反应。

（3）接种完疫苗半年以后再考虑怀孕。如果在接种 HPV 疫苗期间发现怀孕要立即停止接种，待生产结束之后再接种。

十三、只有一个性伴侣，为什么还是感染了 HPV 病毒？

有的女性误以为宫颈 HPV 感染只和性接触有关，得知自己感染后，产生了"只有一个性伴侣，为什么还是感染了 HPV 病毒？"的困惑；更有甚者，会对伴侣产生怀疑，严重影响夫妻感情及家庭稳定。

其实，HPV 病毒不仅仅只通过性接触传播，性接触只是其最直接的传播途径；HPV 病毒也会通过间接接触传播，如接触了感染者的内衣、分泌物等。HPV 病毒不但存在于人体皮肤黏膜，也存在于外界，女性一生中难免会有与 HPV 亲密接触的机会，但是感染 HPV 病毒后，有的人可能是一过性感染，有的人就会导致发病。

免疫力正常者，感染 HPV 病毒后可能没有任何症状，通常低危型 HPV 病毒感染 5~6 个月即可自愈，高危型 HPV 病毒感染 8~24 个月可自愈。免疫力低下者，HPV 感染可能会致病，有些表现为癌前病变，有些表现为尖锐湿疣，还有些表现为扁平疣。

十四、感染 HPV 病毒后，会出现什么症状？

感染 HPV 病毒后，在早期，绝大多数患者没有任何不适的症状。感染后出现病理改变，才会出现相应症状，主要会出现以下几方面的症状：

1.生殖系统症状　外阴出现瘙痒、红肿、疼痛，伴有外阴皮肤糜烂、渗血、渗液及脓性分泌物；或带下量多、腥臭，偶尔夹杂血丝；或非经期阴道出血；外阴、阴道、宫颈灰白色或粉红色丘疹，斑块或乳头状赘生物；接触性出血，同房出血。

这些症状与普通的妇科炎症症状相似，生活中往往被忽视，被认为是妇科炎症所致。

2.皮肤斑丘疹　某些女性感染 HPV 病毒后，皮肤表层会出现丘疹，经过一段时间的生长，开始隆出皮肤表面。大多为淡红色、灰白色或淡褐色、外形细小、表面隆起、高低不平、坚硬的小丘疹，形状大多像菜花、鸡冠或乳头状。随着时间的增长，还会越长越多，且伴有严重的瘙痒，甚至出现糜烂、渗液。

3.泌尿系统症状　某些女性会出现尿频、尿急、尿痛、尿余沥不尽等症状。

4.其他症状　某些女性会出现腰酸、腹痛、腹胀等症状。

十五、感染了 HPV 病毒，应该怎么办？

（1）注意性生活卫生，同房前性伴侣双方均应清洗外阴，男性阴茎包皮过长者更应彻底清洗，以防 HPV 病毒潜伏在阴茎包皮内。非备孕期同房使用避孕套。研究显示，使用避孕套发生生殖器疣、宫颈高级别上皮内瘤变，以及宫颈浸润癌的风险会降低。需要注意的是，由于避孕套无法遮挡所有受感染的部位，并不能起到完全的保护作用。

（2）夫妻同治，避免 HPV 病毒传播。治疗期间，应尽量避免无保护性生活，以防 HPV 病毒通过性接触感染性伴侣。如果存在反复 HPV 感染，建议性伴侣同时检测是否存在 HPV 病毒感染；若有，则需尽早治疗。

（3）女性避免自行灌洗阴道。阴道自身菌群处于平衡的状态，自行灌洗不仅可能会导致阴道菌群失调，诱发阴道炎，还会增加 HPV 感染的风险。

（4）定期进行宫颈防癌筛查，及早发现宫颈病变。

（5）表现为尖锐湿疣者，可采用激光治疗或冷冻治疗清除疣体，配合干扰素等外用药物阻断病毒复制和增殖。清除疣体之后，注重增强免疫力，且在半年中每月随访1次，如果随访期未复发，则视为临床治愈。

（6）高危型的HPV病毒持续感染，或合并TCT提示非典型鳞状上皮细胞（ASC–US）者需做阴道镜，取组织病检进一步明确有无癌前及癌变倾向。

（7）HPV病毒感染导致宫颈癌前病变或癌变者，及时医院就诊，明确诊断，尽早治疗。

🪷 十六、打过二价、四价疫苗，还能打九价疫苗吗？

（1）如正在接种二价或四价疫苗，不建议换成九价疫苗混合接种。

（2）如已接种完二价或四价疫苗者，可以再接种九价疫苗，但必要性不强。

（3）如已接种完二价，四价疫苗者，确有补打需求者，建议至少间隔1年以上再打九价疫苗。

第六章 不孕症

❀ 一、什么是不孕症？

不孕症是一种由多种病因导致的生育障碍状态。夫妇双方的性生活规律且未采取任何避孕措施，至少12个月未怀孕，称为不孕症。不孕症可分为原发性不孕和继发性不孕两类。

人类的怀孕过程既简单又复杂。简单到有的人在围排卵期一次有效同房就怀孕了；复杂到有的人天天测算排卵期、吃着药、做着试管辅助生殖，耗费大量钱财后仍然多年不孕。

为何会有如此大的差异，这要从怀孕的过程说起。人类的怀孕需要天时、地利、人和才能成功。首先，男女双方要求好的"种子"，男性精液正常，女性排卵正常。第二，男女双方要有和谐的生活，围排卵期正常同房，男方把精液排入女性阴道，拥有大批活力强的精子和一个优秀卵子。第三，双方见面的"鹊桥"（输卵管）要通畅，大批活力强的精子和一个优秀卵子要在通畅的输卵管内相遇，大批"勇士"（精子）献身后，其中一个精子一头扎进卵子，卵子的透明带发生变化，阻止其他的精子进入卵子，保证了单精子受精；受精卵在输卵管的蠕动和纤毛的摆动下进入宫腔。第四，要有良好的"土壤"，卵巢长卵、排卵的过程中产生的雌激素、孕激素促进子宫内膜增殖、分泌，做好胚胎着床的准备，此时胚胎才能在子宫内膜生根、发芽。第五，母体要做好养育胎儿的各项准备，如卵巢分泌的雌激素、孕激素，机体的免疫状态，精神心理健康等等。只有以上条件都满足，才能获得良好的妊娠。

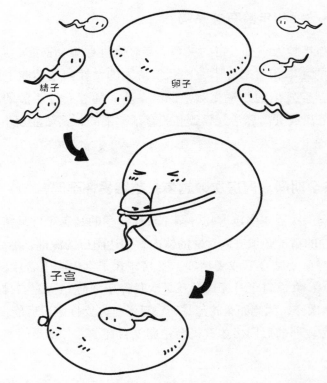

不孕症是多种疾病导致的结局，各种原因影响了以上任何一个或多个环节，都会导致不孕。由于致病因素的不同，患者的症状和表现也不同。

二、哪些人容易患不孕症？

1.月经失调者　月经正常与否是女性是否正常排卵最直观的表现，月经推后、月经过少、闭经者都应警惕不孕症的发生。

2.反复人工流产者　多次人工流产可能导致盆腔炎、宫腔粘连、输卵管梗阻、子宫内膜异位症等不良后果，从而造成不孕。

3.子宫内膜异位症者　这类人群会因为盆腔炎症、盆腔包块、盆腔粘连，以及自身免疫等因素导致不孕。

4.过度肥胖或消瘦者　过度肥胖者易出现内分泌失调，无法正常排卵而致不孕。过度消瘦者，尤其是过度减肥者，可能会出现月经推后，甚至闭经，继而导致不孕。

三、不孕症和年龄有关系吗？

不孕症与年龄大小有一定的关系。年轻女性卵巢功能好，卵泡质量好，不孕症发生的几率相对来说小一些；年龄大的女性卵巢功能下降，卵泡质量下降，不孕症发生的几率相对来说高一些。随着女性年龄的增长，染色体可能会不分离或分离异常，导致胚胎存活率下降，不孕症发生率及流产率增高。

四、备孕期间，同房次数越多，越容易怀孕吗？

并不是同房次数越多越容易怀孕。自然怀孕的必备条件是精子与卵子相结合，即男性的精子必须进入女性的体内，到达阴道的深部，然后进入子宫，到达输卵管与卵子结合形成受精卵，受精卵在子宫内膜上着床发育成胚胎，才能完成妊娠。女性每个月经周期在下次月经来潮前14天左右排卵，一般每28～35天排1次卵，两侧卵巢轮流排卵。精子排入女性阴道后能存活2～3天，因此，在女性排卵前后同房才有机会精卵结合怀孕，并不是同房次数越多越容易怀孕。

五、备孕期间，如何监测排卵？

1.排卵试纸监测 排卵试纸的原理是通过检测尿样中促黄体生成素（LH）的水平，推测排卵时间。促黄体生成素在月经周期内呈规律性变化，在排卵前1～2天形成高峰。从月经来潮的第10天开始检测，初期每天检测1次，出现阳性后4～6小时检测1次。排卵试纸如果出现两条有色条带，并且检测线等于或者深于对照线的显色即为阳性，表示将在24～48小时内排卵。在此期间同房，可增加怀孕的几率。

2.基础体温监测 预先准备好体温计（一般在前1天晚上准备好），第2天清醒后起床前，在安静状态下，测量口温（舌下体温，舌下放置5分钟），并记录下来。每天重复上述步骤，把记录的体温值连成曲线，就可以得到基础体温曲线。基础体温呈双相性，即排卵后，受孕激素的影响，体温比正常增高0.3℃～0.5℃。

3.检查宫颈黏液 排卵期宫颈黏液会增多，质地稀薄，呈拉丝状改变。

4.超声监测卵泡发育情况 超声监测卵泡发育，优势卵泡大小18～20mm

时，提示卵泡成熟，预计24～48小时排卵。

❀ 六、什么是月经预测图？能预测排卵吗？

月经预测图通过绘制月经周期图预测排卵的时间，以指导怀孕。月经周期分为卵泡期、排卵期、黄体期、月经期四个阶段。

1. **卵泡期**　指从上次月经停止日到卵泡发育成熟，一般需要7～10日。在此期间，随着卵泡的生长，子宫内膜逐渐增厚。

2. **排卵期**　排卵是指卵细胞和它周围的卵丘颗粒细胞一起被排出的过程。女性的排卵日一般是在下次月经来潮前的14天左右。

3. **黄体期**　指从排卵后到月经来潮的前1天，一般为12天。卵巢排卵后开始分泌孕激素，维持子宫内膜的厚度和分泌状态，以便受精卵着床，如果没有受精卵着床，子宫内膜就会崩解，月经周期也会随着月经来潮结束。

4. **月经期**　指每次月经持续的时间，一般为2～7天，平均为4～6天。一般情况下，月经期没有特殊的症状，但是由于经期盆腔充血及前列腺素的作用，部分女性会有下腹及腰骶部下坠不适感，或出现子宫收缩痛，还可能出现腹泻等胃肠功能紊乱的症状。

通过月经预测图可了解排卵时间，围排卵期同房可提高受孕率。

❀ 七、女性不孕症的常见原因有哪些？

1. **排卵障碍导致的不孕**　最常见的是多囊卵巢综合征、未破裂卵泡综合征、高泌乳素血症、卵巢储备功能下降、卵巢早衰等导致的不孕。

2. **输卵管性不孕**　输卵管阻塞或通而不畅导致精卵无法见面、结合是首要原因。导致输卵管性不孕的因素有：

（1）盆腔感染：如输卵管炎、输卵管积水、输卵管伞端闭锁、输卵管周围粘连、输卵管结核等，是造成输卵管性不孕的主要因素。

（2）子宫内膜异位症。

（3）输卵管结扎。

3. **免疫性不孕**　是因免疫性因素而导致的不孕。目前与不孕相关的自身抗体分为器官特异性自身抗体和非器官特异性自身抗体两类。

4. **子宫内膜异位症**　该病可导致卵巢巧克力囊肿影响排卵；可导致盆腔粘连，影响输卵管功能进而导致不孕。

5.接触有毒有害环境，不良生活方式　吸烟、过度饮酒、吸毒、滥用药物等。

6.其他内分泌疾病　甲状腺功能减退、肾上腺疾病。

7.子宫性因素　如子宫先天性畸形、子宫腔粘连、子宫肌瘤等。

8.不明原因导致的不孕

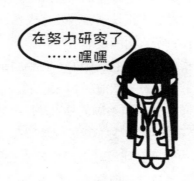

八、吸烟、饮酒对生育有什么不利影响?

长期吸烟、饮酒有可能导致不孕。

烟酒会影响女性卵巢排卵、分泌激素的功能，导致内分泌紊乱，激素分泌异常，甚至引发不排卵，继而影响生育。

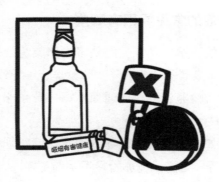

九、如何预防不孕症的发生?

预防不孕症应从其诱因入手，即预防盆腔炎、避免输卵管粘连和子宫粘连的发生。具体可从以下几个方面着手:

注意生殖卫生，严禁经期性生活，避免感染病原体，以免盆腔炎的发生;

洁身自爱，减少性传播疾病的发生。

尽量避免非必要宫腔操作，以免引起宫腔粘连。

卵巢功能不全导致月经异常者应尽早怀孕，以免卵巢功能持续下降导致不孕症的发生。

劳逸结合，戒烟、戒酒，尽量避免食用可能导致不孕的食物，避免过度紧张和焦虑，定期适度运动，保证充足睡眠，避免暴饮暴食，保持适当体重。

十、妇科炎症会导致不孕症的发生吗？

并不是所有的妇科炎症都会导致不孕，需要根据炎症发生的部位具体分析：

1.外阴炎症　一般不会导致不孕症的发生，因为炎症局限于外阴。临床中，积极予以局部抗炎治疗，并注意保持外阴清洁即可治愈。

2.阴道炎症　若炎症仅局限于阴道之内，经过积极治疗，一般不会导致不孕症的发生。

3.宫颈慢性炎症　炎症会导致白细胞增多，白细胞会吞噬精子，可能会造成不孕症的发生。

4.盆腔炎症　盆腔炎症包括子宫内膜炎、输卵管炎、盆腔腹膜炎。炎症可能局限于一个部位，也可能同时累及好几个部位，其中，以输卵管炎和输卵管卵巢炎最为常见。盆腔炎症时，盆腔内会有渗出，可能引发输卵管阻塞，进而导致不孕症。

（1）子宫内膜炎：会破坏子宫内膜容受性，或导致宫腔粘连，影响精子、卵子见面结合，以及受精卵着床，从而导致不孕。

（2）输卵管炎：会导致输卵管管腔粘连、增生、形成瘢痕，破坏输卵管的结构，变得僵硬、扭曲，管腔堵塞，同时，使其失去蠕动功能，使卵子、精子或受精卵运行发生障碍，从而导致不孕。

（3）盆腔腹膜炎：严重的盆腔炎可蔓延至盆腔腹膜，盆腔广泛粘连形成冰冻骨盆，不仅会出现慢性盆腔痛，还会影响生育。

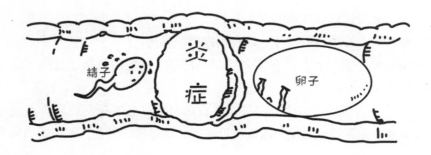

十一、缺乏哪些微量元素会导致不孕？

微量元素属于矿物质。矿物质可分为两类：一类是常量元素，一类是微量元素。在机体内含量小于0.01%的元素，如铜、锰、锌、硒、碘等，称为微量元素；在机体内含量大于0.01%的元素，如钠、钾、钙、镁、磷、硫、氯等，称为常量元素。

微量元素对于女性妊娠有着重要意义。

1.锌　锌可以促进下丘脑-垂体-性腺轴的正常运行；可增强免疫功能；还可以影响垂体促性腺激素分泌，具有促进性腺发育和维持性腺正常机能的作用。

精液中富含微量元素锌，锌是精子代谢必需的物质，且可以增强精子的活力，改善精液质量。

备孕期宜多食富含锌的食物，如虾、贝类、动物肝脏、胡桃仁、豆类、麸皮等。但是，食补的效果因人而异，故而选择高效易吸收、安全没有副作用的补锌制剂效果会更好。

2.铜　缺铜时，容易影响肾上腺皮质类固醇及孕酮的合成而造成不孕。

3.锰　锰是生殖所必需的元素，但摄入过量的锰会影响女性卵细胞的正常成熟，降低受精能力。

4.硒　硒可以提高机体免疫力，增强精子活性，促进生殖。如男性体内缺硒，可致精子活力下降，导致无法受孕。

十二、月经量少会导致不孕症吗？

月经量少有可能会导致不孕症。

月经是子宫内膜周期性脱落并伴随出血的现象。月经量的多少与子宫内膜、卵巢功能有直接关系。子宫内膜及卵巢功能与怀孕直接相关。如果说精子、卵子是胚胎"发芽"所必需的"种子"，那么子宫内膜就是"种子发芽"的"温床"，卵巢分泌的激素是种子发芽生长的"阳光"。因此，月经量少与不孕症之间有相关性，但并不能说月经过少一定会导致不孕症。

月经量少的常见原因有：

1.卵巢功能衰退　随着年龄的增长，女性卵巢功能会逐渐衰退。卵巢功能衰退后，卵巢对于卵泡刺激素、黄体生成素的反应能力下降，影响机体排卵，会导致月经量减少，甚至不孕。

2.子宫内膜受损　月经其实是子宫内膜剥落导致的出血现象，会随着卵巢周期的变化而变化。人工流产、刮宫等损伤子宫内膜的操作可能会导致月经量减少。子宫内膜与受精卵的关系，犹如土壤与种子的关系，如果土壤不够肥沃，则会影响种子发芽。因此，子宫内膜受损导致的月经量少，可能会导致不孕。

3.内分泌紊乱　月经周期受神经内分泌调节，内分泌紊乱会导致月经量减少。现代快节奏的生活、高强度的工作，可能会导致女性出现内分泌失调，继而造成月经过少，若为此种情况，及时调整工作与生活状态，月经有可能很快恢复正常。若内分泌紊乱导致了多囊卵巢综合征，则会影响排卵，继而导致不孕。多囊卵巢综合征患者在经过规范治疗后，妊娠的希望还是很大的。

育龄期女性出现月经量少时，应及时就诊，查明原因，积极治疗，以免影响怀孕。

十三、宫腔操作会导致不孕吗？

宫腔操作有导致不孕的可能。最常见的宫腔操作有人工流产术、诊刮术、上环术、取环术、宫腔镜检查及电切术等。

宫腔操作对子宫内膜会有一定程度的损伤，正常情况下，一般1个月左右能恢复。但是，如果宫腔操作时消毒不严格，把病原体带入了宫腔，就可能引起子宫内膜炎、输卵管炎，导致宫腔粘连、输卵管阻塞而造成不孕。

若行人工流产术、诊刮术等宫腔操作时刮宫过度，损伤到子宫颈管和子宫内膜，出现宫腔黏连，会造成精子不能通过子宫颈管进入宫腔或导致受精卵不能着床和发育而造成不孕。

🪷 十四、肥胖会导致不孕吗？

肥胖有可能导致不孕。

肥胖会导致体内胰岛素抵抗，雄激素过多，出现月经稀发，甚至闭经；卵巢持续无排卵，呈多囊改变，从而导致不孕。

治疗肥胖导致的月经稀发及闭经，关键是控制饮食，减少高热量食物的摄入，增加有氧运动，降低体重。另外，在医师的指导下，口服药物调整月经周期；口服盐酸二甲双胍片加强胰岛素敏感性，减低血清胰岛素和雄激素的水平，慢慢地恢复排卵。有生育需求者，待各项指标恢复正常后，在医师指导下，使用药物促排卵，指导受孕。

🪷 十五、女性不孕症常做的检查有哪些？一般在何时检查？

1.性激素检查 了解患者性激素情况，明确患者的卵巢功能。月经规律者，以月经来潮之日作为月经周期第1天，一般在月经周期的第2~4天空腹抽血检查。月经稀发者，可在医师指导下，择机检查。黄体中期时（月经周期第21天），可单查孕酮，以了解黄体功能。

2.B超检查 了解子宫、附件及盆腔情况。可通过B超进行卵泡监测。检查时间根据具体情况安排。

3.子宫输卵管造影 可用于明确有无宫腔粘连，以及输卵管是否通畅。一般于月经干净3~7天内检查。

4.宫腹腔镜检查 可用于明确盆腔及宫腔解剖结构，以及盆腔及宫腔内有无器质性病变，一般在月经干净3~7天内进行。

5.甲状腺功能检查 空腹抽血了解有无"甲亢"或"甲减"。

🪷 十六、婚前检查能查出不孕症吗？

婚前检查侧重于对传染病、家族遗传性疾病的筛查，旨在通过婚检发现不适宜结婚或需要推迟结婚的疾病，并给出相应意见。婚前检查可以检查出部分不孕不育症。

婚前检查的主要内容包括询问和检查两部分。

1.询问 询问内容包括男女双方是否有血缘关系；双方病史和服药史，有无性病、麻风病、精神病、传染病、遗传病、泌尿生殖系统疾病，以及重

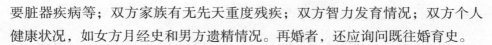

要脏器疾病等；双方家族有无先天重度残疾；双方智力发育情况；双方个人健康状况，如女方月经史和男方遗精情况。再婚者，还应询问既往婚育史。

2.检查

（1）内科检查：即全身体格检查。

（2）生殖器检查：检查女性有无处女膜闭锁、阴道缺如或闭锁、子宫缺如或发育不良、子宫内膜异位症等影响婚育的生殖器官疾病；检查男性有无包茎、阴茎硬结、阴茎短小、尿道下裂、隐睾、睾丸过小、精索静脉曲张和鞘膜积液等疾病。

（3）实验室检查：包括血常规、尿常规、肝肾功能、血型检测、传染病检测、白带常规检查（女性）、精液常规检查（男性）等。

婚前检查有助于某些异常情况及疾病的早发现、早诊断、早治疗。

十七、不孕症合并子宫内膜异位症应当做腹腔镜吗？

腹腔镜手术可提高轻中度子宫内膜异位症患者的生育能力。对于子宫内膜异位到卵巢形成的卵巢巧克力囊肿（简称"巧囊"）来说，虽然剥除巧囊不能提高患者的妊娠率，但临床中，一般对直径＞4cm的巧囊，应先行腹腔镜手术，改善取卵条件，然后再行助孕治疗。术中一定要尽量避免损伤卵巢，时时注意保护卵巢血管和功能。

十八、不孕症合并子宫肌瘤该如何治疗？

如果不孕症患者的子宫肌瘤影响胚胎着床，可行肌瘤剔除术以改善预后。

对于无症状的子宫肌瘤合并不孕症的患者，首先要判断子宫肌瘤与子宫内膜的关系，如果有宫腔形态改变，则需要治疗；如果没有宫腔形态改变，一般不建议治疗，且不考虑肌瘤的大小、位置和数目。如果肌瘤直径＞5cm，且伴随出血等症状时，需根据患者年龄再斟酌考虑是否需手术治疗。

浆膜下肌瘤及大部分肌壁间肌瘤一般不影响宫腔形态，如肌瘤直径＜5cm，则妊娠前不用治疗；如肌瘤直径＞5cm，则需要结合年龄决定是否手术。

黏膜下肌瘤和小部分肌壁间肌瘤会导致宫腔形态异常，影响胚胎着床，则需行手术治疗。

十九、什么是人工授精？

人工授精是一种通过非性交方式，将男性精子注入女性阴道或宫腔内，使女性受孕的技术。按照精子来源，人工授精可分为夫精人工授精，以及来自第三方精子的供精人工授精。夫精人工授精在临床中以宫腔内人工授精为首选。

如男性精液异常、男性性功能障碍、生殖器畸形、女性宫颈性不孕、免疫性不孕、原因不明不孕等情况，即夫妻双方不能通过自身来授精者，则需要采用人工授精的方法助孕。

若精液由丈夫提供，则为夫精人工授精。如果丈夫为不可逆的无精症、严重畸精症、严重少精症和阻碍性无精症或男方和/或家族有不宜生育的严重遗传性疾病，则需要供精人工授精。

人工授精要求女性的输卵管通畅，能正常排卵，子宫内膜厚薄适当，内分泌功能正常。

不适合做人工授精的女性有：近期接触致畸量的射线、毒物者；服用有致畸作用的药物者；患泌尿生殖系统急性感染性疾病、性传播疾病者；患不宜妊娠的严重遗传病、躯体疾病或精神疾病者；等等。

二十、什么情况下，需要考虑做"试管婴儿"呢？

"试管婴儿"有严格的适应症：

1.**输卵管阻塞或炎症**　输卵管是精子与卵子相遇的场所，由于各种因素导致的输卵管阻塞、积水；或宫外孕术后输卵管残缺；或输卵管管腔通畅但外周有粘连，影响输卵管运动功能；输卵管结扎经各种手术无复通可能者，需要做"试管婴儿"。

2.**子宫内膜异位症**　合并子宫内膜异位症及盆腔环境差的不孕患者生育率明显下降，使用其他治疗方法治疗后仍未怀孕者，可以通过"试管婴儿"技术提高妊娠率。

3.**排卵障碍**　排卵障碍是造成女性不孕的主要原因之一。排卵障碍包括卵泡发育不良和卵泡排出障碍，多见于多囊卵巢综合征、卵泡黄素化不破裂综合征等疾病。经反复促排卵治疗（次数＞3次）未孕者，应先进行人工授精治疗，3个周期仍未妊娠者改行"试管婴儿"助孕。

4.原因不明的不孕　某些不明原因不孕，促排卵联合人工授精治疗3个周期未妊娠者，可以考虑行"试管婴儿"。

5.男方少精、弱精、畸精症　经多次人工授精之后，配偶仍没有怀孕，可考虑做"试管婴儿"。但严重少精症或弱精症者，需要借助单精子卵胞浆内显微注射治疗。

6.免疫性不孕　原发不孕超过3年，除外其他原因，考虑为免疫性不孕者，可先行人工授精助孕3个周期，仍不孕者可行"试管婴儿"助孕。

7.遗传性疾病者　确诊有遗传性疾病者，可考虑"试管婴儿"，但在胚胎植入前需做基因检测。

二十一、"试管婴儿"成功率是100%吗？

"试管婴儿"的成功率并不是100%。

"试管婴儿"的成功率与女方的年龄息息相关。随着女性年龄的增长，卵巢对药物的反应会降低，卵子数量少、质量下降，受精率、妊娠率也会随之降低，同时流产率与胎儿畸形率也会高于年轻女性。年龄>40岁的女性，"试管婴儿"成功率只有5%～10%。

二十二、"试管婴儿"是在试管中长大的吗？

"试管婴儿"并不是在试管里长大的婴儿，而是体外受精–胚胎移植技术的俗称。

"试管婴儿"是从女性卵巢中取出卵子，男方取出精子后，在实验室中，使卵子与精子结合，形成胚胎，然后转移到子宫内，使其在子宫内着床、发育，从而帮助不孕不育夫妇生育的技术。"试管婴儿"被称为人类生殖技术的一大创举，开辟了治疗不孕症的新途径。

"试管婴儿"实际上就是将精卵结合的过程由传统男女结合的方式改成在实验室里完成，即把女方的卵子和男方的精子取出来，在体外相结合形成受精卵。受精卵在体外生长3～5天后发育成早期胚胎，然后把胚胎移植到女性子宫内，在子宫内着床发育成胎儿。

"试管婴儿"能否成功，成功率的高低取决于多方面因素，如卵子质量、精子质量、精卵结合的质量，以及植入以后子宫的环境状态等。

二十三、"试管婴儿"前需要做哪些检查？

做"试管婴儿"前，男女双方都要进行相应的检查。

1. 男性

（1）精液检查：精子质量是"试管婴儿"成功与否的关键因素之一。如果精子数量少、存活率低，"试管婴儿"的成功率也会受到影响。

（2）其他检查：血常规、尿常规、染色体、传染病、宫颈分泌物沙眼衣原体等检查。如果男性有弱精症，则需要做Y染色体微缺失检查。

2. 女性 优质的卵子、合适的子宫内膜，以及必要的内分泌环境，是成功怀孕的必要条件。

女性需要行妇科彩超、阴道分泌物、性激素、甲状腺功能、血常规、肝功能、肾功能、凝血系列、血型、传染病、宫颈分泌物衣原体、心电图、血糖等检查，必要时还需行宫腔镜及腹腔镜检查，以明确不孕的原因，了解身体状况是否适合怀孕。

二十四、"试管婴儿"的一般流程是什么？

"试管婴儿"的一般流程大致为预处理→促排卵→卵泡监测→取卵、取精→体外受精→胚胎移植→黄体支持→确定妊娠。

做"试管婴儿"时，因为既不是每个卵子都能成功受精，也不是每个受精卵都能成活，所以要对女方进行促排卵治疗获得多个卵子，以保证有可移植的胚胎。在女方取卵的同时，男方进行取精，经过处理后，然后将其加入含有卵子的培养基内让两者结合。受精后，将胚胎移入母体子宫。移植后予黄体酮或HCG对黄体进行补充和支持。胚胎移植后10～12天测血清HCG，明确妊娠与否。如未怀孕，停用黄体酮，等待月经来潮。如已怀孕，则继续给予黄体支持，直至在B超看到胎心后3周。

二十五、"试管婴儿"可以选择性别吗？

随着试管婴儿技术的不断发展和突破，从技术角度来说，第三代"试管婴儿"技术，也称为胚胎植入前遗传学诊断，是能够进行性别选择的，但是，必须具备一定的特定条件。很多遗传病都和性别相关，如血友病，男性会发病，而女性则一般是携带者，不会发病。"试管婴儿"时，为了避免此类有性别差异的遗传病，就会进行性别选择，以此来防止疾病的出现。

因此，"试管婴儿"性别选择，胚胎植入前遗传学诊断的目的必须符合医学伦理要求，即满足社会利益及人类健康利益的需要。任何偏离这一目的的性别选择技术的应用都是不提倡的，也是不道德的。在没有指征情况下，我国禁止利用试管婴儿技术进行性别选择。

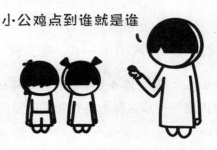

小公鸡点到谁就是谁

🪷 二十六、促排卵药物可以自行服用吗？促排卵药物有什么不良反应？

促排卵药物必须在专业医师指导下规范使用，千万不能自行服用。促排卵药物可以促进卵泡发育，有时是一个卵泡，有时是多个卵泡同时发育，如果多个卵泡同时受精，形成多个受精卵，很可能导致多胞胎。但是，部分女性使用促排卵药物后可能会出现卵巢囊性增大、腹水、胸腔积液、心慌、气急等症状，即卵巢过度刺激综合征。促排卵治疗仅仅针对有适应症的患者，且使用促排卵药物期间，应定期监测卵泡发育情况，如出现卵巢过度刺激的表现，则需适时终止促排卵治疗；如已妊娠且卵巢过度刺激的症状较重，则需考虑终止妊娠。

🪷 二十七、做"试管婴儿"是不是能生多胞胎？

在"试管婴儿"胚胎移植过程中，为了提高母体的受孕率，有时会同时移植2～3个胚胎，因此，"试管婴儿"多胎率较高。随着妊娠胎数的提高，母亲的妊娠并发症发生率也会增高，如妊娠高血压疾病、胎膜早破、产后出血等。母亲妊娠胎数多，胎儿容易出现早产、宫内发育迟缓；新生儿也容易发生窒息、体重过低等情况。针对这些情况，在妊娠早期会采用选择性减胎术，将妊娠数控制在两胎以内，以提高妊娠的质量。

有很多患者在选择"试管婴儿"时，对医师明确表示想做双胞胎，这是不可取的。按照相关规定，患者年龄＜35岁，第一次做"试管婴儿"，只能移植两个胚胎；年龄＜35岁，第二次做"试管婴儿"或年龄＞35岁，第一次做试管婴儿，则可以移植三个胚胎。有时候根据患者的情况，只能移植一个胚胎。但是移植胚胎后，能够成功怀上几个，是由自然选择来决定的。近些年来，随着试管婴儿技术的提高，移植成功率的增加，一般已不建议进行三个胚胎的移植了。

二十八、"试管婴儿"技术的第一代、第二代、第三代有何区别？

1. 第一代"试管婴儿" 是指体外受精联合胚胎移植技术，用来解决输卵管堵塞、粘连，子宫内膜异位症，卵泡发育和排卵异常等导致女性不孕的问题。

2. 第二代"试管婴儿" 是指卵母细胞胞浆内单精子注射，这是一项需要在显微镜下操作的精确而精巧的技术，主要用来解决常规体外受精失败者，如男方重度少弱精症、畸精症、无精症，以及需要睾丸取精的男性不育患者。

3. 第三代"试管婴儿" 是指胚胎植入前遗传学诊断，是一种在胚胎移植前取胚胎的遗传物质进行分析，诊断有无异常，然后筛选健康的胚胎进行移植，防止遗传病传递的方法。该技术能够进行选择的遗传性疾病，主要是明确致病基因的单基因遗传病、染色体形态和结构异常性连锁疾病等的筛选。这三大类疾病在进行筛选时，有很严格的指征，国家也有非常严格的相应规定。该技术需要在伦理委员会监督下由专业的医疗团队提供。

第七章　女性围绝经期及绝经后的调护

一、正常女性何时进入围绝经期？

围绝经期是指女性从接近绝经，出现与绝经相关的内分泌、生物学和临床特征起，至停经后1年内的一段时间。正常情况下，女性45岁以后，随着卵巢功能下降，分泌雌激素、孕激素的水平不断下降，较低的雌激素、孕激素不足以使子宫内膜产生增殖、分泌的周期性变化，这时女性就接近于绝经了，医学上称为围绝经期。

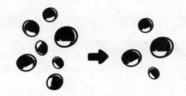

雌激素、孕激素分泌减少

围绝经期可能持续几个月，也可能长达10年，平均持续时间为4年左右。这段时期由于体内激素水平的变化，特别是雌激素的降低，一些女性会出现月经失调、潮热、阴道干涩、情绪变化等症状。症状轻者，通常不需要治疗。若症状严重到影响生活质量，就需要寻求医疗帮助。

二、什么是围绝经期综合征？

围绝经期综合征是指女性在绝经前后因性激素水平波动或下降所造成的一系列躯体、精神心理症状。流行病学研究显示，中国女性的平均自然绝经年龄在50岁左右。约40%～80%的女性在绝经前后会出现明显的围绝经期综合征。

围绝经期综合征发生年龄多为45～55岁，大多数女性可出现轻重不等的症状，有的人在绝经过渡期症状已开始出现，持续到绝经后2～3年，少数人持续到绝经后5～10年症状才有所减轻或消失。烘热、汗出是围绝经期最典型的症状。人工绝经者，往往在手术后2周即可出现围绝经期综合征，术后2个月达高峰，可持续2年之久。

三、围绝经期综合征有什么症状？

1.**月经周期改变**　是围绝经期最早出现的临床症状，分为3种类型：

（1）月经周期延长，经量减少，直至最后绝经。

（2）月经周期不规则，经期延长，经量增多，甚至大出血或出血淋漓不断，然后逐渐减少而停止。

（3）月经突然停止，比较少见。

2.**血管舒缩症状**　潮热、出汗是血管舒缩功能不稳定的表现，是围绝经期综合征最突出的特征性症状。潮热起自前胸，涌向头颈部，然后波及全身，少数女性仅局限在头、颈和乳房。患者会感到上述区域灼热，皮肤发红，紧接着爆发性出汗，持续数秒至数分钟不等，发作频率每天数次至30～50次。夜间或应激状态易促发。此种血管功能不稳定可历时1年，甚者可持续5年或更长。

3.**精神神经症状**　注意力不集中，情绪波动，记忆力减退。

4.**自主神经失调症状**　心悸、头痛、失眠、耳鸣等。

四、经常烦躁、烘热、出汗、失眠，是进入更年期了吗？

一般来说，围绝经期女性经常出现烦躁、烘热、出汗、失眠，多考虑是进入了"更年期"。对于女性来说，"更年期"到来之后，会因为体内激素水平的波动而引发"更年期综合征"。身体会出现下列比较明显的表现：

1.**失眠**　夜间睡眠质量低，易失眠、多梦。"更年期"来临之后，女性体内激素水平波动，在内分泌功能紊乱的情况下，植物神经功能亦会出现紊乱，夜间睡眠质量会明显降低。因此，到了一定年龄后，女性出现经常性的失眠、夜间睡眠时间明显缩短，有可能就是"更年期"的表现。

2.**关节疼痛**　进入"更年期"后，女性雌性激素分泌量减少，骨质吸收速度大于骨质生长速度，导致关节、骨骼的退行性变速度加快，甚至引发骨质疏松产生疼痛感，围绝经期女性反复关节疼痛，应该重视钙质的补充。

3.**潮热出汗**　进入"更年期"后，总是潮热出汗，甚至皮肤发红，这与

"更年期综合征"有密切关系。体内激素水平变化引发血管舒张症状，在血管明显舒张之后，夜间睡觉时会潮热出汗，干扰正常睡眠。

4.皮肤老化　进入"更年期"后，女性皮肤状态变差，脸部色斑、皱纹开始变多，有明显的衰老表现，属于"更年期综合征"的信号。卵巢功能降低，雌激素分泌量减少，身体衰老速度加快，皮肤胶原减少、弹性降低。

5.情绪波动　进入"更年期"后，情绪总是莫名波动，经常性地焦虑、抑郁、易激动、健忘等，属于"更年期综合征"的表现。内分泌与中枢神经系统密切相关，女性更年期雌激素水平下降，造成中枢神经系统紊乱，表现为情绪波动大，遇到一些小的事情就容易生气动怒。"更年期"女性应该通过正确的方式释放压力，做到劳逸结合，控制个人情绪，避免情绪波动过大影响身体健康。

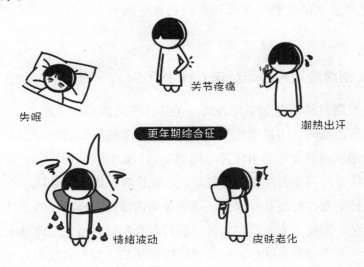

失眠　　关节疼痛　　更年期综合征　　潮热出汗　　情绪波动　　皮肤老化

🪷 五、围绝经期女性可能怀孕吗？

围绝经期女性也是有可能怀孕的。

围绝经期过程中，绝经前的一段时间，虽然月经周期紊乱，但是可能还有排卵功能，只要有成熟的卵泡排出，并与精子结合形成受精卵，就可能怀孕。因此，如果围绝经期女性突然出现月经周期的改变，一定要及时就诊，查清月经周期改变的原因。围绝经期女性突然停经，一定要首先排查与妊娠相关的问题。排除妊娠和其他导致闭经的病理因素后，可考虑是围绝经期所致。因此，围绝经期女性在进行性生活时，应做好避孕措施，以避免非意愿妊娠。

🪷 六、围绝经期综合征需要治疗吗？

围绝经期综合征是否需要治疗，需要根据症状具体分析。

如果症状比较明显，影响日常生活，则需要及时就诊，进行对症治疗，以改善生活质量。可从以下方面进行治疗：

1.一般治疗　通过调节情绪，保持乐观的心态；建立健康的生活方式，坚持锻炼身体，健康饮食，增加日晒，摄入足量的蛋白质和含钙食物，预防骨质疏松。

2.药物治疗　可分为激素补充治疗和一般药物治疗。对有潮热盗汗，以及情绪障碍、阴道干涩、疼痛、排尿困难、骨质疏松症的女性，在排除禁忌症后，可以采用激素补充治疗。某些不接受激素补充治疗，或对激素补充治疗有禁忌症的女性，可采用中医药改善潮热、出汗、心慌、头晕乏力等表现。

🪷 七、围绝经期月经紊乱该怎样治疗？

围绝经期月经紊乱的主要表现，包括月经周期延长或缩短、经期延长、不规则阴道出血等，多系卵巢功能减退导致没有正常的排卵所引起。围绝经期早期卵泡提前发育亦会出现月经周期缩短。随着时间的推移，月经周期逐渐延长，甚至3～5个月才来一次月经，意味着基本就要绝经了。

围绝经期女性出现月经紊乱，首先要明确诊断，排除某些恶性肿瘤导致的月经紊乱，因此，围绝经期女性出现月经紊乱时，首先应除外子宫、卵巢的器质性疾病，特别是肿瘤。排除器质性疾病后，如仅表现为月经紊乱，如周期缩短、经期延长、不规则出血时，还要注意子宫内膜的情况，必要时行诊断性刮宫或宫腔镜。如果子宫内膜没有问题，可以在医师指导下选用止血药物进行治疗。

围绝经期以止血，调整月经周期，减少经量，防止子宫内膜病变为治疗原则。

如果子宫内膜没有问题，则多采用激素止血，并调整月经周期。常用的止血方法有子宫内膜脱落法、子宫内膜萎缩法。子宫内膜脱落法常选用黄体酮等孕激素。子宫内膜萎缩法常选用口服高效孕激素，以及宫腔内放置曼月乐环等，均对围绝经期月经紊乱有治疗效果。

如果子宫内膜有问题，则需根据内膜的情况选择药物治疗或手术治疗。

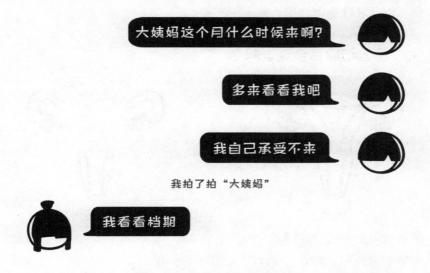

我拍了拍"大姨妈"

✿ 八、围绝经期综合征采用激素替代治疗安全吗？可靠吗？

在医师指导下，规范采用激素替代治疗围绝经期综合征是安全可靠的。

激素治疗的安全性和年龄有密切关系。年龄＜60岁，没有禁忌症的女性，在医师指导下，规范采用激素治疗基本是安全的。

激素替代治疗是指对存在雌激素缺乏的绝经前后女性补充雌激素及孕激素以缓解其更年期症状的治疗，是缓解绝经症状的有效方法之一。激素替代治疗适用于血管舒缩症状、神经精神症状、泌尿生殖道萎缩、骨质疏松。起用时间为绝经早期，即开始出现卵巢衰退症状时。无子宫者用雌激素；绝经早期或过渡期用雌激素＋孕激素周期续贯，孕激素不少于10天。绝经后不需要有月经来潮者用雌激素＋孕激素连续联合治疗。

激素使用的禁忌症有：

1.绝对禁忌症　已知或怀疑妊娠；原因不明的阴道出血或子宫内膜增生；已知或怀疑患有乳腺癌；已知或怀疑患有与性激素相关的恶性肿瘤；6个月内患有活动性静脉或动脉血栓栓塞性疾病；有严重肝功能障碍；急性肝病；患系统性红斑狼疮、耳硬化症、血卟啉症、脑膜瘤者。

2.相对禁忌症　子宫肌瘤；子宫内膜异位症；未控制的糖尿病；严重高血压；血栓病史；胆囊疾病；癫痫；哮喘；偏头痛；高催乳素血症；乳腺良性疾病，以及乳腺癌家族史。

九、子宫切除后会变老吗？

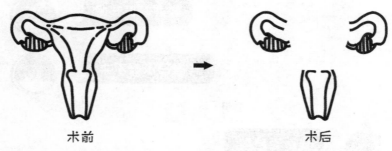

术前　　　　　　　　　　　　　术后

子宫切除并不会导致变老。

卵巢是分泌激素的主要器官，切除子宫，保留卵巢，对激素分泌影响不大。子宫切除后，会不来月经、不能生育，并不会导致变老。需要注意的是：切除子宫过程中应注意避免损伤卵巢，另外，极个别患者切除子宫后卵巢血供下降，会导致卵巢功能减退。

十、什么是卵巢早衰？

原发性卵巢早衰

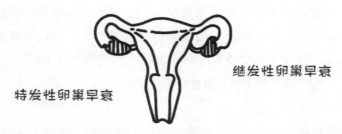

继发性卵巢早衰

特发性卵巢早衰

卵巢早衰是指女性在40岁前出现卵巢功能减退，主要表现为月经异常（月经量少、闭经、月经稀发或频发）、雌激素水平波动性下降。根据是否曾经出现自发的月经，可将卵巢早衰分为原发性卵巢早衰和继发性卵巢早衰。此外，病因不明的卵巢早衰也称特发性卵巢早衰。

🪷 十一、卵巢早衰有什么表现?

卵巢早衰的主要表现有:

1.月经改变

(1)原发性卵巢早衰:表现为月经从未来潮。

(2)继发性卵巢早衰:表现为随着卵巢功能的逐渐衰退,先后出现月经周期缩短、经量减少、周期不规律、月经稀发、闭经等症状。少数女性可出现无明显诱因的月经突然终止。

2.生育力低下或不孕 早期可能表现为排卵减少、怀孕概率低、自然流产及胎儿染色体畸变的风险增加;后期表现为不孕。

3.低雌激素表现

(1)原发性卵巢早衰:表现为女性第二性征,乳房及生殖器官,不发育或发育差。

(2)继发性卵巢早衰:表现为阴毛脱落、生殖器官萎缩。可有潮热汗出、生殖道干涩灼热感、性欲减退、骨质疏松、骨痛、骨折、情绪和认知功能改变、心血管症状和心律紊乱等围绝经期的表现。

🪷 十二、出现"月经稀少、性欲低下、带下过少",是卵巢早衰了吗?

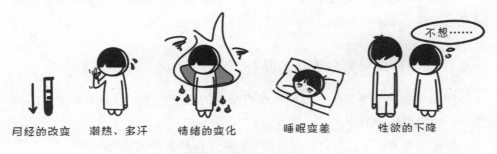

不想……

月经的改变　　潮热、多汗　　情绪的变化　　睡眠变差　　性欲的下降

🌸卵巢早衰症状🌸

"月经稀少、性欲低下、带下过少"等症状的出现,很可能是卵巢早衰的信号。卵巢早衰临床多见:

(1)月经的改变,如月经量减少、月经周期延长、闭经等。

(2)潮热、多汗;情绪变化,特别敏感,易生气;睡眠欠佳,失眠、多梦、焦虑等。

（3）性欲下降、带下过少等。

随着卵巢功能的持续衰退，还会出现骨质疏松的症状，心血管疾病发生率明显增高。临床中，要结合性激素检查、AMH及妇科彩超进一步判断是否出现了卵巢早衰。

十三、"卵巢早衰"还能怀孕吗？

从理论上来说，卵巢早衰是有怀孕可能的，但是怀孕的难度比较大。

卵巢早衰的女性会因卵巢功能衰退进而出现卵泡发育不良，继而出现月经不调、不孕不育等情况。因此，卵巢早衰的女性若想怀孕，一定要尽早备孕，积极就医。通常需要使用药物调节激素分泌；必要时，需要采取"试管婴儿"技术助孕。

判断卵巢早衰患者能否怀孕，需要结合B超检查结果，以及性激素、抗苗勒管激素结果综合判断。

十四、卵巢早衰后该怎么办？

卵巢早衰是不可逆的，目前尚没有特效的治疗方法。有卵巢早衰倾向的患者，一定要积极治疗。

卵巢早衰者应注意作息规律，避免熬夜，保持良好的生活习惯。

常用的治疗方法包括：

1.激素替代治疗　补充雌激素以缓解低雌激素引发的不适。根据情况，常配合使用孕激素。

2.补充维生素及钙剂　预防骨质疏松。

3.中医、中药治疗　辨证使用中医药治疗可明显缓解临床症状。

4.心理疏导及心理护理　可缓解焦虑、抑郁、失眠、烦躁等精神症状。

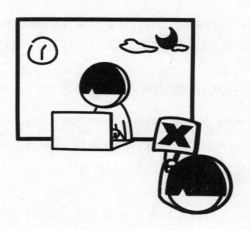

十五、卵巢早衰了，医师让吃激素替代，安全吗？

激素替代使用得当是安全的。当患者体内缺失特定的激素时，通过口服、静脉注射等方法补充含有缺失激素的药剂，替代缺失的激素，称为激素替代，即激素补充疗法。对于卵巢早衰的女性而言，激素替代就是补充雌激素、孕激素。

卵巢早衰的女性采用"激素补充疗法"，不仅可以缓解由于卵巢功能衰退、雌激素分泌不足出现的潮热出汗、头晕失眠、焦虑烦躁、阴道干燥、性欲减退及心理障碍等一系列症状，而且还可以预防因性激素长期缺乏而可能发生的心血管病、骨质疏松症、老年性痴呆等疾病。

需要注意的是，长期补充雌激素可能存在血栓、增加雌激素依赖性肿瘤、肝功能损害等风险。因此，一定要在医师的指导下，根据实际情况，选用恰当的激素替代治疗方案。激素替代治疗是一个长期的过程，必须个体化以适应不同需要。在治疗过程中，医师应监测患者症状、体征，以及血中激素水平以随时调整药物剂量。患者应严格遵从医嘱治疗，切不可擅自补充雌激素类药物。临床中，为保护子宫内膜，降低子宫内膜癌的发病率，必须同时服用孕激素。

十六、女性围绝经期需要补钙吗？多大年纪应该开始补钙？

女性围绝经期需要补钙。

围绝经期雌激素水平下降，导致骨质破坏增加，骨质迅速丢失，容易出现缺钙、骨质疏松。女性40岁之后建议查骨密度，如骨密度降低，则建议开始补钙。同时，建议加强锻炼，多晒太阳，并口服维生素D以帮助钙的吸收。

十七、女性绝经后同房有什么注意事项？

女性绝经以后雌激素下降，阴道分泌物会明显减少，性生活的时候会有干涩的感觉，建议使用润滑剂，以防性生活时引起不适以及疼痛。

由于阴道的局部抵抗力下降，感染的机会增加，建议性生活前清洗外阴，以免引起感染。

在性生活前，做好爱抚及亲吻等前奏工作，提高性生活质量。建议绝经后女性避免频繁同房，适量即可。

十八、女性绝经后容易得哪些疾病？

女性绝经后由于体内激素水平的变化，容易出现以下情况：

（1）卵巢功能衰退、内分泌功能紊乱会导致异常子宫出血。

世界如此美好

保持心情愉快

（2）雌激素水平降低，易导致外阴萎缩，阴毛脱落，以及外阴皮下脂肪减少。

（3）绝经后宫颈黏液分泌减少，阴道干燥，阴道皱襞减少，防御功能下降，易患阴道炎。

（4）绝经后容易患冠心病、心肌梗塞、骨质疏松，以及肥胖等疾病。绝经后体内雌激素水平降低，血液内脂肪容易沉积在血管壁上，增加心脑血管及心肌梗死的发生率。雌激素水平下降会影响钙的吸收，出现缺钙、骨质疏松。绝经后雌激素水平下降，代谢缓慢，易引起脂肪堆积，容易出现肥胖等情况。

十九、女性绝经后阴道再次出血正常吗？该如何治疗？

女性绝经后阴道再次出血不正常。

女性绝经后出现阴道出血的情况需警惕恶性肿瘤，一定要到医院检查。

彩超检查可了解宫腔情况，如子宫内膜增厚或宫腔有占位应警惕子宫内膜病变、子宫肌瘤、子宫内膜息肉等。此时应进一步做诊断性刮宫或宫腔镜检查以明确病因，然后对症处理。

卵巢囊肿有恶变倾向也会出现绝经后阴道不规则出血，通过彩超可检查卵巢组织有无异常回声，盆腔有无过多积液，必要时手术治疗。

宫颈病变亦会引发绝经后阴道不规则出血，应到医院做宫颈防癌筛查以排除宫颈癌。

需要注意的是，绝经后阴道出血不一定是癌，特别是绝经早期（绝经后1～2年之内），可能因为某种原因造成的偶然一次卵泡发育，进而月经来潮。另外，还有部分绝经后出血是阴道炎所致，表现为少量白带内夹血，应行妇科检查及阴道分泌物检验，根据结果予以相应处置。

二十、绝经后子宫肌瘤增大正常吗？

绝经后子宫肌瘤增大不正常。

子宫肌瘤是激素依赖性肿瘤，正常情况下，女性绝经后卵巢功能衰竭，雌激素分泌逐渐减少，子宫肌瘤会随之不断缩小甚至消失。绝经后出现子宫肌瘤增大，需警惕肌瘤恶变的可能。

子宫肌瘤患者绝经后仍需定期（6~12个月）复查盆腔彩超，监测肌瘤的大小，并注意瘤体回声是否均匀、包膜是否完整、血供是否丰富等。

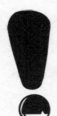

157

🪷 二十一、绝经后发现卵巢肿物该怎么办?

绝经后发现卵巢肿物,一定要及时到医院进行相关检查。

1.盆腔彩超　查看卵巢肿物的性质、大小、回声情况,以及是否有血流信号。查看有无盆腔积液,以及积液量的多少。

2.实验室检查　抽血查肿瘤标志物。

如果卵巢肿物的回声不好,周边有异常血流信号,且肿瘤标志物高于标准值,则需警惕恶变倾向,应进一步检查,并根据情况积极治疗。

3.全身CT或核磁检查　更清晰查看肿物性质及其与周围器官的关系。

绝经后出现卵巢肿物,如果各项检查提示没有异常,则遵医嘱定期复查;如果经检查,提示有恶变可能,则需积极处理。

第八章　外阴、阴道疾病

🪷 一、外阴肿痛是怎么回事?

导致女性外阴肿痛的原因有很多:

（1）炎症刺激,如阴道炎、外阴炎,局部毛囊炎或巴氏腺囊肿均会引起外阴肿痛的症状。

（2）长时间骑自行车或穿化纤类等透气性差的紧身衣裤,反复摩擦刺激局部导致外阴肿痛。

（3）外力撞击或粗暴的性行为等导致外阴肿痛。

（4）妊娠期子宫增大,压迫外阴致静脉曲张导致外阴肿痛。

（5）过敏导致外阴肿痛。

女性出现外阴肿胀或肿痛时要注意外阴清洁卫生,衣裤尽量选择纯棉材质,减少对外阴局部的摩擦刺激,避免吃辛辣刺激的食物,暂停性行为。若症状不缓解,甚至加重时,需及时去医院就诊,查明原因,合理治疗。

🪷 二、什么是前庭大腺囊肿?

前庭大腺囊肿又称巴氏腺囊肿,多为病原体侵犯腺管、先天性腺管狭窄、腺腔内黏液浓稠、损伤等原因引起巴氏腺（位于两侧大阴唇后部,腺管开口于小阴唇内侧靠近处女膜处）腺管阻塞,巴氏腺管分泌的液体积聚在巴氏腺管中无法排出,从而引起外阴肿胀,形成外阴包块。

前庭大腺囊肿的常见症状为外阴肿胀,可触及包块,有外阴坠胀或性交不适感。若前庭大腺囊肿继发感染,则可进一步形成前庭大腺脓肿,出现外阴疼痛、灼烧感,或伴发热等症状。

🪷 三、前庭大腺囊肿怎么治疗?

前庭大腺囊肿的主要治疗方法是药物治疗和手术治疗。

1.药物治疗　对于前庭大腺囊肿感染的患者,一般以抗感染治疗为主,常选用喹诺酮类，或头孢菌素类与甲硝唑联合应用等，目的是杀灭或抑制病原微生物的生长繁殖。

2.手术治疗

（1）前庭大腺囊肿造口术：当巴氏腺囊肿影响患者的日常生活或囊肿反复发作时，就需要行巴氏腺囊肿造口术，目的是开放巴氏腺管，及时排出囊液，以达到治疗巴氏腺囊肿之目的，目前临床上常用此法。

（2）前庭大腺囊肿切除术：当其他治疗方法无效或巴氏腺囊肿反复发作时，需要行巴氏腺囊肿切除术，目的是切除巴氏腺及其导管，目前临床上较少使用。

四、外阴瘙痒是怎么回事?

引起外阴瘙痒的原因有很多:

1.慢性局部刺激

（1）刺激性的阴道排液　滴虫性阴道炎、外阴阴道假丝酵母菌病、细菌性阴道病、老年性阴道炎、支原体及衣原体感染等炎症的分泌物刺激外阴局部可引起外阴瘙痒。部分慢性宫颈炎及宫颈息肉患者、盆腔肿瘤患者，可因分泌物过多，刺激外阴局部而引起外阴瘙痒。

（2）尿液刺激　高酸度尿、脓尿刺激外阴局部可引起外阴瘙痒。部分尿失禁、膀胱阴道瘘患者，可因尿液长期浸渍外阴皮肤而引起外阴瘙痒。

（3）蛲虫病导致的肛门瘙痒向上扩展可引起外阴瘙痒。

（4）局部因素　①外阴卫生问题：内裤更换不及时，内裤、袜子同洗，或内裤阴干细菌滋生。②外阴经常处于潮湿环境。③避孕套润滑剂刺激外阴局部，经期卫生用品不合格或更换不及时，经常穿透气性差的化纤内裤等，均可能导致外阴瘙痒。

2.外阴疾病

（1）外阴局部病变，如寻常疣、疱疹、湿疹、尖锐湿疣、外阴鳞状上皮细胞增生；硬化性苔癣、阴虱、疥疮；外阴恶性肿瘤，如外阴鳞状上皮内瘤变、外阴鳞状上皮癌、外阴派杰氏病、外阴基底细胞癌等，均可出现外阴瘙痒。

（2）全身皮肤疾患，如银屑病、神经性皮炎等；皮肤真菌感染，如体癣、股癣等，均可引起外阴瘙痒。

3. **全身系统性疾病**

（1）糖尿病性外阴炎、黄疸、尿毒症、白血病、维生素缺乏、恶性肿瘤等所引起的异常代谢产物刺激皮肤也可导致外阴瘙痒。

（2）妊娠期肝内胆汁淤积亦可出现包括外阴在内的全身皮肤瘙痒。

（3）全身性或局部变态反应波及外阴可引起外阴瘙痒。特别需要注意的是，日用清洁剂及化妆用品亦可引起外阴的变态反应。

4. **心理因素** 心理因素或情绪波动可诱发或加剧瘙痒的感觉。

五、外阴发白、萎缩是怎么回事？

外阴发白、萎缩多考虑是外阴营养不良。

外阴营养不良又称外阴白斑。外阴营养不良的病因比较复杂，与遗传或慢性炎症刺激，以及内分泌失调、免疫代谢障碍、微循环障碍有一定的关系。该病病程较长，部分患者病史可长达数十年，具有较难治愈、易复发的特点。

六、外阴营养不良有什么表现？

外阴营养不良主要有以下几方面的表现：

1. **外阴瘙痒** 外阴营养不良患者会因外阴瘙痒难耐而搔抓，搔抓使皮损进一步加重，从而形成所谓的"痒-抓"恶性循环。

2. **外阴皮损颜色改变** 早期外阴皮损颜色多为暗红、灰色或粉红色，病情加重后则变成白色。疾病后期，外阴皮损区皮肤逐渐增厚，皮肤纹理变得更加明显，同时伴有色素沉着，外观类似于苔藓，即苔藓样改变。

3. **外阴烧灼感** 皮损区域局部神经末梢炎症引起外阴烧灼感，部分患者还会在烧灼感的基础上感到疼痛。

4. **外阴皮肤红肿、丘疹** 疾病早期，外阴皮损处红肿，出现粉红色、象牙白色或有光泽的多角形丘疹，丘疹可以融合成片。

5. **外阴萎缩、粘连** 随着疾病进展，出现外阴萎缩，表现为大阴唇变薄，小阴唇变小甚至消失，阴蒂萎缩或粘连。外阴皮肤变白、发亮、皱缩、弹性差、粘连，可以出现皲裂或脱皮。

6. **性交痛** 疾病后期，由于阴道口挛缩狭窄，导致性交不适，甚至疼痛。

7.性高潮缺失　既往性生活正常的患者，随着疾病的进展可出现性高潮的缺失。

8.排尿或排便后外阴或肛周不适　因外阴局部皮肤变薄、萎缩、粘连，可出现排尿或排便后外阴或肛周不适。

七、出现外阴皮肤脱屑的原因是什么？该怎么办？

（1）若外阴皮肤弹性变差、粗糙，出现脱屑，同时伴有严重的外阴局部瘙痒症状，常常是因外阴硬化性苔藓所致，应做外阴皮肤活检明确诊断。

（2）若外阴局部起红色丘疹，并且丘疹上有白色脱屑，伴瘙痒，当皮屑脱落之后还会再有新的皮屑，常是脂溢性皮炎所致，可在医师指导下局部涂抹药膏治疗。

（3）外阴皮肤真菌感染，可同时出现外阴皮肤瘙痒、脱屑，应在医师指导下使用抗真菌药物局部外用，必要时联合全身用药。

八、外阴侧切伤口应该如何护理？

（1）注意伤口部位的清洁卫生，避免细菌在伤口部位滋生。可以用碘伏等消毒冲洗。

（2）避免剧烈运动，以防伤口撕裂。

（3）宜清淡饮食，忌食辛辣、刺激食物。适量摄入瘦肉、鸡蛋等富含蛋白质的食物，以及蔬菜等富含维生素的食物以利于伤口恢复。

若外阴侧切伤口持续疼痛不缓解，长时间不愈合或愈合欠佳，则需及时就诊。

九、阴道有东西脱出来，且咳嗽时漏尿，是长了东西了吗？该如何治疗？

如果出现阴道有东西脱出来，且咳嗽时漏尿的症状，多考虑是盆底肌松弛导致的子宫脱垂。

子宫脱垂是由于骨盆肌肉、筋膜和韧带松弛薄弱，对子宫的支撑力减弱所致。

导致子宫脱垂的常见原因有：妊娠分娩次数多；经阴道分娩，尤其是难产及助产后；产后过早持重或平素经常持重劳累；患者超重或肥胖；绝经后雌激素水平降低；营养不良导致肌肉萎缩；长期便秘或排便困难；长期慢性咳嗽；遗传因素等。

十、子宫脱垂应该怎么治疗？

1.**轻度子宫脱垂**　通常不需要治疗，可定期进行盆底肌锻炼（凯格尔运动）。具体做法如下：

（1）用力向内夹收臀部肌肉，腹部肌肉要放松。

（2）收缩臀部肌肉向上提肛，类似憋大便的感觉。收缩3~5秒再放松。

（3）收缩上提尿道、阴道及肛门，类似憋尿的感觉。收缩3~5秒再放松。

以上动作每次持续10~15分钟，每日2~3次。

2.**中度子宫脱垂**　可使用子宫托。

子宫托是一种橡胶或硅胶的环形装置，选择型号大小合适的子宫托放在阴道里，可达到支撑脱垂子宫的目的。

患者可在医师指导下，学习如何安放、取出、清洗子宫托。一般晨起下地活动前放入子宫托，晚上睡觉前取出，取出后清洗干净。月经期不宜使用，以避免感染。

需要特别注意：子宫托必须定期清洗，否则容易造成阴道感染甚至溃疡。

3.**重度子宫脱垂**　建议手术治疗。

只有重度子宫脱垂才有必要进行手术治疗，因此手术之前必须谨慎权衡，要结合患者个人意愿，根据是否有生育计划，以及是否想要保留生殖器官等决定手术方式。手术方式可以选择腹腔镜手术或经阴道手术，行盆底组织修复术或子宫切除术等（重度子宫脱垂患者权衡利弊后可考虑切除子宫）。

中医药治疗：根据辨证分型，选择补中益气汤或大补元煎等汤药，同时配合针灸治疗可缓解轻、中度子宫脱垂引起的不适症状。

第九章 其 他

一、妇科病是不是都是"宫寒"惹的祸？

通常所说的"妇科病"一般是指女性生殖系统的疾病，为女性的常见病和多发病。妇科疾病包括月经病、带下病、妊娠病、产后病和妇科杂病。

"宫寒"的"宫"有广义与狭义之分：狭义的"宫"即子宫（中医称"胞宫""女子胞"）；广义的"宫"泛指女性内生殖器官，包括子宫、输卵管、卵巢等。

"宫寒"的"寒"有虚寒与实寒之分：虚寒是体内阳气不足（主要为肾阳不足），子宫失去阳气的温煦而出现的寒凉病症；实寒是指子宫受到外来寒邪侵袭而出现的病症。

"宫寒"可导致月经过少、腹痛、痛经、闭经、不孕等妇科疾病。但是，需要注意的是，并不是所有的妇科疾病都是"宫寒"引起的，气滞血瘀、湿热下注、痰湿阻滞等亦可导致妇科疾病。

二、妇科超声检查有哪几种类型？

妇科超声检查根据检查路径的不同，可分为腹超、阴超、肛超。

1.腹超　超声探头通过下腹部腹壁进行检查，但是由于需要使膀胱充盈，且隔着腹壁探查，所以观察相对而言，没有阴超清晰。若患者腹壁过度肥厚，则会加重模糊程度。但是，若患者附件或子宫肿物较大，则行腹部B超会比较清楚。

2.阴超　超声探头从阴道进入贴紧子宫颈进行检查，无需憋尿。因探头距离子宫颈、子宫内膜、子宫腔较近，故而视物较清楚，呈现的图像更加清晰，结果更加准确。

3.肛超　超声探头从肛门进入，检查盆腔器官，以及肛管、直肠等的病变情况。通常未婚女性检查子宫附件，为了更清楚显示，可选择肛超检查，目的是保护未婚女性的处女膜。

临床中，医师会根据患者的实际情况选择恰当的妇科超声检查类型。

三、妇科手术后有什么注意事项?

1.饮食方面 妇科手术后，女性身体相对来说比较虚弱，可食用补益气血的粥类（如红枣枸杞小米粥、阿胶粥等）；富含蛋白质的食物，如鸡蛋、鸡汤、鱼汤、瘦肉等；维生素、纤维素丰富的蔬菜、水果，以保证大便的通畅，防止大便时用力过大导致伤口开裂。避免食用辛辣刺激性食物，以防伤口感染。

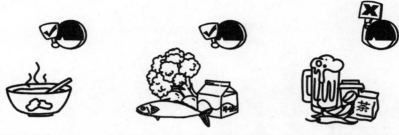

补益气血的粥类　　富含蛋白的食物和时令的瓜果蔬菜　　避免辛辣刺激饮食

2.其他方面 避免劳累，注意休息，尽量不要进行剧烈运动。根据手术方式不同，在一定时间（2周~3个月）内禁止性生活、盆浴、阴道冲洗。规范服药，定期复查，不适随诊。

四、某些商家所谓的"卵巢保养"靠谱吗?

某些商家所谓的"卵巢保养"大多不靠谱。市面上的"卵巢保养"大多是将各类精油涂抹在下腹部卵巢对应的位置，然后在穴位和皮肤上进行按摩推拿。

正常情况下，卵巢位于盆腔内，前面有膀胱，后面是直肠，专业的妇科医师对于无病变的卵巢尚且摸不到，按摩更不可能摸到。因此，一般的按摩手法根本接触不到卵巢，精油更不可能渗入卵巢，因此，不太可能对卵巢起到保养作用。

卵巢的主要功能就是维持雌孕激素的周期性变化，保持女性正常的月经周期，使女性具有生育能力。卵巢功能多与遗传有关，每位女性体内卵泡的数目从出生后就是一定的，这已经基本决定了卵巢的功能。当然，卵巢功能会受到某些疾病影响。

　　如女性的雌激素水平已达到绝经状态时，更年期症状明显，此时可通过在医师指导下规范服用雌激素药物缓解更年期症状，但是需要注意的是，雌激素药物并不能延长卵巢的寿命。

第六部分

女性计划生育
的调护及养生
保健

第一章　避　孕

一、"安全期"避孕安全吗?

"安全期"避孕不安全。

所谓"安全期",一般是指非排卵期,除了有可能排卵的时间,其余时间都为非排卵期。一般情况下,下次月经来潮前的第14~15天为此周期的排卵期,中间大概7天左右的时间,为易受孕期,即"危险期"。避开"危险期"同房,怀孕的机率会大大降低,这就是所谓的安全期避孕。

但是,普通人很难准确判断排卵期。有人认为可以通过分析宫颈黏液的变化或通过测量基础体温来推算排卵期,同房时避开排卵期,以达到避孕之目的。但是,上述两种方法都可能会由于各种外界因素的干扰而影响判断,而且宫颈黏液的变化需要通过专业的培训及专业的设备方法分析才能准确判断。

排卵是受生殖轴调控的,存在提前排卵及推后排卵的情况。而且,卵子排出后48小时内都有与精子结合的能力。精子排出后72小时内具备受精能力。对于月经周期不规律的人来说,排卵期则更不规律。因此,"安全期"避孕并不安全。

无效　避孕

二、体外排精避孕法靠谱吗?

体外排精避孕法并不靠谱。

体外排精避孕法是指在性交过程中,男性在即将射精时,立即把阴茎抽出，将精液排在女性体外以达到避孕目的的方法。

体外排精避孕法容易失败的原因有：时机不一定能准确把握；少数情况下，射精之前的分泌物中会含有少量的精子；另外，即便是体外射精，精子也有可能顺着外阴分泌物流入阴道，导致意外怀孕。男性射精前，尿道口可能会流出少量精液和前列腺液，即便只有 1 滴，所包含的精子也足够导致女性怀孕。另一方面，在接近性高潮的瞬间强行中断性交，既可能导致中枢神经和腰骶部射精中枢的功能发生障碍，还可能导致功能性不射精症，影响性功能。

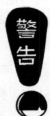

肉眼没看见
不代表就没有！
不要抱有侥幸心理哦~

🪷 三、输卵管结扎术有什么利弊？

输卵管结扎术，又称为输卵管绝育术，是通过切断、结扎、电凝、夹闭、环套输卵管，或采用腐蚀药物、高分子化合物形成栓子堵塞输卵管腔，以达到阻断精子与卵子相遇的各类方法。凡自愿要求绝育且无禁忌证的育龄期女性；或因某些疾病不宜妊娠且无禁忌证的育龄期女性都可以行输卵管结扎术。

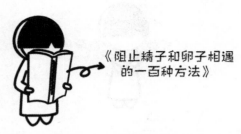

《阻止精子和卵子相遇的一百种方法》

但是，输卵管结扎术也不是100%都会成功的，输卵管结扎术后有约0.5%的女性会再次妊娠，可能是因在黄体期手术、术前已有妊娠、误扎输卵管、输卵管再通、输卵管割裂（腹膜瘘形成）等原因所造成。

输卵管结扎术往往伴有一定程度的输卵管形态和功能改变，因此，术后一旦妊娠，多为输卵管妊娠。

输卵管结扎术是可逆性手术，如结扎术后准备再次生育，可行输卵管再通、吻合术，但不能保证术后一定妊娠成功，输卵管复通术后妊娠率在15%～84%之间。

四、避孕套如何选用?

避孕套是通过提供物理屏障，避免直接接触性伴侣的体液而达到避孕的目的。

随着社会的进步、人们生育观念的转变，以及生殖健康理念、知识的普及，避孕套的使用率呈不断上升趋势。同房过程中，正确使用有效期内的合格避孕套不仅能避孕，还能预防梅毒、艾滋病等性传播疾病。

给大家介绍一个避孕防病的"宝贝"

避孕套有不同的规格，过紧易破裂，过松易滑脱，都会影响使用效果，故而，应根据男方情况选择适当型号。

使用避孕套前应查看生产日期和有效期。过期的避孕套已经变质，容易破裂，不宜继续使用。

性生活全程应坚持正确使用避孕套。性生活后要检查避孕套有无破裂或脱落。若有破裂或脱落，要立即采取紧急避孕措施。

不要重复使用安全套，每次使用后应打结丢弃。

避孕套必须保存在阴凉、干燥和不接触酸、碱、油的环境中。如避孕套接触上述物质后变得发黏、发脆，即使在保质期内也不应使用。

五、避孕药有哪几种类型?

避孕药是不同类型的雌激素和/或孕激素配伍组成的复方制剂。正确服用可避免意外怀孕。避孕药分为短效避孕药、长效避孕药和紧急避孕药。

1.短效避孕药　主要成分是孕激素和雌激素，具有抑制排卵，阻碍子宫内膜生长，改变宫颈黏液性质及影响输卵管正常蠕动等作用，适用于无基础疾病的女性。从月经来潮的第1～3天开始服药，每天晚上服药1片，连服21天，可避孕1个月。

2.长效避孕药　主要成分是人工合成的孕激素和长效雌激素，适用于不能放置宫内节育器，又不愿采用其他避孕方法的女性。月经来潮后第5天服用1片，20天以后再服用1片。

3.紧急避孕药　主要成分是孕激素，适合于年龄＜40岁的女性。一般是性生活后72小时内服用第1片，12小时后再服用第2片，越早服用效果越好。

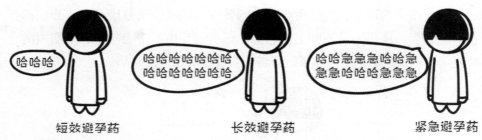

需要强调的是，一定要在医师指导下合理选用避孕药并规范使用。

六、长期服用避孕药物有什么副作用？

长期服用避孕药的副作用有：

1.阴道点滴出血　因为避孕药的主要成分是雌激素、孕激素，所以服用避孕药期间可能出现突破性出血。

2.恶心、呕吐　有的女性服用避孕药后，会出现类似于早孕反应的恶心、呕吐等症状。尤其服用长效避孕药的时候，这种不良反应会更加严重一些，这主要是因为雌激素造成的不良影响。为了防止这种类似于早孕反应的症状出现，应选择合适的时间用药。若服用短效避孕药，可以在睡前服用；若服用长效避孕药，可以在中午服用。

3.白带增多　避孕药中的雌激素会刺激宫腔腺体，导致分泌物增多，出现白带增多的现象。

4.肥胖　长期服用避孕药后肥胖的发生率在15%左右。这种肥胖一般是暂时性的，停药后大多能恢复正常。

5.蝴蝶斑　长期服用避孕药，会因体内雌激素、孕激素的增加而导致色素沉着，有的女性会出现蝴蝶斑。

6.**精神抑郁**　少数女性服用避孕药后会出现精神抑郁的不良反应。这种不良反应比较严重，所以在服用避孕药后一旦出现精神抑郁的倾向，应立即停药。

7.**高血压**　个别女性在服用避孕药后，会出现血压升高的情况。

8.**肝功能异常**　多数避孕药要经过肝脏代谢，长期使用可导致肝功能损害。

需要注意的是，避孕药可增加雌激素依赖性肿瘤（如乳腺癌、子宫内膜癌）的风险；增加血栓的风险，因此，一定要在医师指导下合理规范使用避孕药。

七、不宜使用口服避孕药的人群有哪些？

1.**重大疾病患者**　激素类的药物需要在肝脏中进行代谢，然后从肾脏排出，口服避孕药会使肝、肾功能的负担加重，所以有重大疾病的患者不宜服用避孕药。

2.**高血压、高血脂患者**　避孕药中的雌激素会减少循环血量，导致血流速度变慢、血液黏稠度增大、血压升高，增加血栓发生的风险。避孕药中的孕激素会引起血脂升高。因此，高血压患者或曾患过妊娠高血压综合征，以及有高血压家族史者，高血脂患者都不宜服用避孕药。

3.**血管栓塞性疾病、血液病、糖尿病、甲亢患者**　避孕药会使凝血功能亢进，增加血栓形成的风险，会使血糖轻度升高，加重甲状腺功能亢进症状，因此，血管栓塞性疾病（如脑血栓、心肌梗死、脉管炎等）患者、血液病患者、糖尿病患者，以及甲状腺功能亢进患者都不宜服用避孕药。

4.**子宫肌瘤、乳腺肿瘤患者**　子宫肌瘤、乳腺肿瘤与雌激素水平密切相关，服用含有雌孕激素的避孕药，会使病情加重。因此，子宫肌瘤、乳腺肿瘤患者不宜服用避孕药。

5.**哺乳期女性**　避孕药中的某些成分会影响乳汁分泌，而且这些成分可能会通过乳汁被婴儿吸收，影响婴儿的生长发育。因此，哺乳期女性不宜服用避孕药。

八、使用避孕药有什么注意事项？

（1）选择使用避孕药之前，尽量先去医院做健康检查，以了解自己是否患有不宜使用避孕药的疾病。

（2）避孕药的品种较多，各有其优点、缺点，应在医师指导下选择使用。

（3）无论使用哪种避孕药，都要按药品说明书上规定的方法服用，不可随意改变服药方法和剂量，否则会影响避孕效果。

（4）首次拿到避孕药时，一定要看清是哪一种避孕药，不能把长效避孕药当作短效避孕药天天服，以免因药物剂量过大而影响身体健康。

（5）避孕药应放在避光、阴凉、干燥的地方保存备用，防止受潮溶化或破碎。多数口服避孕药为糖衣片，主要成分在糖衣内，如药片发生潮解、破碎及糖衣层脱落等情况，均不能服用，否则会因药物剂量不足而影响避孕效果，甚至还会引起阴道出血。

（6）避孕药也不要和其他药品放在一起，以免拿错误服。

（7）有少数女性服用避孕药后会出现恶心等反应。如把短效避孕药放在晚饭后或临睡前服用，长效避孕药放在午饭后服用，可以减轻反应。

（8）使用长效避孕针时，应将安瓿瓶内的药液抽干净，以防药量不足，影响避孕效果。

九、什么是紧急避孕药？

紧急避孕药是指通过防止或延迟排卵或受精以预防无防护性交或避孕方法失误后妊娠的一类药物。

常用的紧急避孕药包括醋酸乌利司他、左炔诺孕酮和米非司酮。主要通过抑制排卵和提高宫颈黏液黏稠度阻止精子穿透，阻止孕卵着床，从而达到避孕作用。高剂量的左炔诺孕酮制剂为非处方药，是目前最常用的紧急避孕药。

十、为什么服用了紧急避孕药还会怀孕呢？

紧急避孕药的有效率并不能达到100%，即使用了药，仍然有10%～20%的无效率。

紧急避孕药用药方法错误，也会导致避孕失败。紧急避孕药的正确用法：无防护性交或避孕方法失败后72小时之内尽早服用第1片（两片装），在第1片服用后12小时～16小时，再服用第2片。如果为一片装，单次服用1片即可。需要注意的是，如果服药后2小时内发生呕吐，应立即补服1片。

药物相互作用，也会导致避孕失败。某些药物可降低左炔诺孕酮的血药浓度，进而影响疗效。最常见的为诱导肝药酶的药物，如利福平、催眠和抗癫痫药（苯妥英钠、卡马西平等）、大环内酯类抗生素等。

十一、紧急避孕药能频繁服用吗?

紧急避孕药属于大剂量激素，会影响内分泌功能，如果短时间内反复多次使用，会影响排卵功能，导致排卵异常，使避孕失败率明显升高。因此，建议1年内使用紧急避孕药不要超过3次。

紧急避孕药会影响雌激素、孕激素的水平，影响输卵管的蠕动、纤毛活动，使受精卵从输卵管向宫腔方向游走变慢或停滞不游走；加之其改变宫腔环境，使宫腔不利于受精卵着床，而在输卵管着床，发生异位妊娠。

十二、宫内节育器（节育环）能治病吗?

宫内节育器（节育环）顾名思义是用来节育的，避孕是其第一作用。还有一种节育环是可以用来治病的，如含左炔诺孕酮宫内节育器和含吲哚美辛宫内节育器，这类节育环为含药宫内节育器，放置此类节育环的治病目的甚至多于避孕。

临床最常用的含左炔诺孕酮宫内节育器，是一个小型塑料支架，被控释膜所包裹，可以缓慢释放左炔诺孕酮，具有明显的避孕效果，有效时长达5年左右。宫腔放置含左炔诺孕酮宫内节育器后，可释放恒定量的左炔诺孕酮，促进子宫内膜萎缩薄化，也可以直接作用于子宫腺肌症局部病灶，促使病灶萎缩，达到减少月经量，防止子宫内膜息肉复发，缓解痛经的作用。临床上可治疗无排卵性异常子宫出血、子宫内膜增生、子宫腺肌病、子宫内膜异位症等疾病。

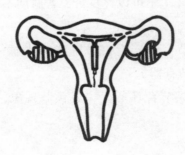

十三、什么时候放置宫内节育器（节育环）最合适？

有放置宫内节育器的要求，且无禁忌症的生育期女性皆可放置。

具体放置时间如下：

（1）月经干净3～7日，没有性生活时。

（2）人工流产后立即放置。

（3）产后42日，恶露已净，会阴伤口愈合，子宫恢复正常后。

（4）含孕激素宫内节育器在月经第4～7日放置。

（5）自然流产于转经后放置，药物流产于2次正常月经后放置。

（6）哺乳期放置应先排除早孕。

十四、放置宫内节育器（节育环）有什么禁忌证？

（1）妊娠或可疑妊娠者。

（2）生殖道急性炎症。

（3）人工流产出血多，怀疑有妊娠组织物残留或感染可能者；中期妊娠引产、分娩或剖宫产胎盘娩出后，子宫收缩不良有出血或潜在感染可能者。

（4）生殖器肿瘤。

（5）宫颈内口过松、重度陈旧性宫颈裂伤或子宫脱垂。

（6）严重的全身性疾病。

（7）近3个月内有月经失调、阴道不规则流血者。

（8）有铜过敏史。

十五、宫内节育器（节育环）可以终身带吗？

宫内节育器（节育环）不可以终身带，若逾期不取出，会对女性身体健康造成危害。

带有宫内节育器（节育环）者无法进行核磁共振等检查。在做该检查前，需先取出宫内节育环（节育器）。

绝经2年以上，如果节育环产生"嵌顿"现象，取出时会有大出血的可能。

十六、宫内节育器（节育环）什么时候应取出？

1.身体出现排斥反应　人的体质各不相同，并不是所有人的身体都能接受宫内节育器（节育环）这个"外来物"。当身体不能接受宫内节育器（节育环）时，便需要更换其他避孕方式，这时即便没到节育器的"保质期"也要将其取出。上环后反复出现经血过多、经期不调等情况，则说明身体无法接受该节育环。

2.患严重的妇科炎症　上环初期，身体会出现一些轻微不适，如腰酸、妇科炎症等。若症状轻微，则消炎后可继续带环；若症状较重，消炎治疗后无好转，则应考虑取环。

3.绝经是最明显的取环"信号"　女性绝经后便代表着不再有生育能力，也就没有必要因避孕继续带环了。绝经后1年之内，是取出节育环最适合的时机，无论是否达到使用期限都要及时取出，否则有伤害子宫，甚至穿透子宫导致出血的可能。

出现上述任何一种情况，都是警告信号，千万不要掉以轻心，一定要及时就诊，遵医嘱取出节育环。

十七、放置宫内节育器（节育环）后阴道出血了怎么办？

放置宫内节育器（节育环）3～4天内，大多数女性都会出现少量阴道出血，这是由于节育器作为一种异物，刺激子宫引起收缩，使节育器与子宫内膜摩擦而引起出血。同时，上环过程中，刺激了子宫颈管内膜或子宫内膜而引起出血。大多数女性出血量很少，不需要治疗，出血将于上环后一周内自行停止。

在节育器放置术中、术后7天内，出血量明显超过月经量时，则应及时治疗。

在节育器放置术1周后，仍有阴道出血者，需要考虑药物治疗；如出血量超过月经量，药物治疗无效，可考虑暂时取出节育环，待体质改善后再重新上环。

部分患者放置宫内节育器后还会出现月经失调，具体表现为非经期不规则阴道出血、月经周期缩短、经期延长、月经量过多等。部分患者药物治疗后月经可恢复正常。但是，若患者药物治疗后没有明显效果，则应将宫内节育器取出。

第二章　流产后调护

一、流产会导致不孕吗？

流产包括人工流产和自然流产。人工流产包括药物流产和负压吸引人工流产术。继发性不孕是人工流产的并发症之一。人工流产后导致不孕的原因包括：盆腔炎性疾病（输卵管炎、子宫内膜炎）、宫腔粘连、排卵障碍等。

药物流产后，患者可能出现阴道出血，出血时间长可出现上行感染，导致输卵管炎、输卵管阻塞，使精卵无法结合，最终导致不孕。

负压吸引人工流产术、钳刮人工流产术等手术方法容易损伤子宫内膜、输卵管黏膜，加大盆腔感染的发生率，导致输卵管炎、输卵管梗阻、宫腔粘连，影响精卵结合及胚胎着床，从而导致不孕。

需要注意的是：流产次数越多，出现术后并发症的几率越大，继发不孕的几率越大。

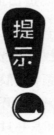

不管什么流产方式
都对女性伤害很大哦~

二、流产后月经量会变少吗？

月经过少是人工流产术的远期并发症之一，部分患者还会出现闭经甚至不孕。

人工流产术后出现月经量少是因为人工流产时损伤子宫颈内膜或子宫内膜，术后发生宫颈管或宫腔粘连；还有部分患者是由于手术操作继发宫腔感染，进而发生宫腔粘连所致。如宫颈管粘连，则经血难以排出，表现为月经过少，闭经伴周期性腹痛。如宫腔粘连，则因粘连程度不同而有不同的表现，粘连范围大者可致闭经，粘连范围小者可致月经量减少。流产次数越多，发生月经异常的几率越大。

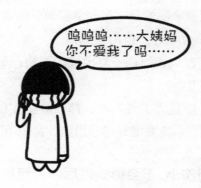

呜呜呜……大姨妈
你不爱我了吗……

三、流产会不会导致盆腔炎？

随着孕产次数（含足月产、流产）的增多，盆腔炎性疾病发生的风险可能增加，人流后如果调护不当，容易导致盆腔炎。

分娩后产妇体质虚弱，宫口未完全关闭，病原体易侵入宫腔引起感染。

药物流产后阴道出血时间过长，或有组织残留在宫腔内，宫颈口松弛，破坏了自然防御功能，原寄居于阴道内的菌群和来自外界的病原体（如淋病奈瑟菌、沙眼衣原体等）乘虚而入，导致急性盆腔炎。

人工流产术中无菌操作不严格，术后阴道流血时间过长，或有组织残留子宫腔内，均可发生盆腔炎性疾病。

流产后1个月内，子宫没有完全恢复好就进行性生活，极易引起炎症，导致上行感染，从而引起盆腔炎症。

四、人工流产有哪些方式？区别是什么？

人工流产主要分为药物流产和手术流产两种方式，两者各有利弊。

1.**药物流产**　适用于妊娠7周以内，年龄在18～40岁的健康孕妇。需口服米非司酮片和米索前列醇片，可避免器械性手术操作给患者带来的恐惧和疼痛，伤害较小，但具有流产不全发生率高、阴道出血时间长等缺点，如流产不全则需再次清宫。

2.**手术流产**　适用于妊娠9周以内，能耐受手术治疗的健康孕妇。分为普通人工流产术和无痛人工流产术两种。目前普遍使用的是无痛人工流产术，具有完全流产率高及镇痛效果强等优点，但属于有创性操作。无痛人工流产术可有效减轻扩张宫颈带来的刺激，有利于宫颈口松弛，降低并发症发生率，对精神紧张的年轻孕妇效果好。但由于无痛人工流产术患者处于麻醉状态，易出现操作者刮宫力度过大，损伤子宫内膜的可能；更易出现宫腔粘连、月经过少、继发不孕等并发症。

无论是药物流产，还是人工流产术，都会给女性身体造成一定影响，因此，如果没有生育要求，一定要做好避孕措施，避免不必要的损伤和风险。

五、"药物流产损伤小，不会影响以后的月经和怀孕"的说法对吗？

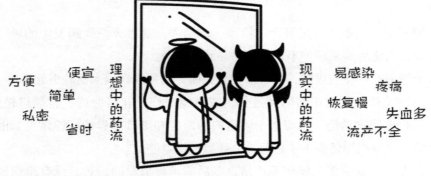

"药物流产损伤小，不会影响以后的月经和怀孕"的说法是片面的。

药物流产是指口服米非司酮加米索前列醇以终止早期妊娠的方法。药物流产适用于终止49日以内的妊娠，使用药物后体内的孕酮水平下降，引起流产，再通过药物使子宫发生强烈收缩，迫使妊娠组织排出体外。

药物流产后发生流产相关远期并发症的几率要比人工流产术低，但存在流产不全的可能，同时部分女性流产后阴道出血时间长，易引起细菌上行感染，导致输卵管炎、输卵管粘连，甚至输卵管阻塞，导致继发性不孕。因此，药物流产后需及时控制感染、缩短阴道出血时间，预防并发症的发生。

药物流产所用药物米非司酮为孕激素受体拮抗剂，在拮抗孕激素的同时，会引起下丘脑-垂体-卵巢轴系统功能的紊乱，可继发性地引起月经失调。

需要注意的是：患有内分泌疾病、心脏病、青光眼、哮喘等疾病的女性不宜使用药物流产。另外，药物流产前需做好相关检查，严格遵医嘱按时复诊；药物流产后休息2周，注意观察出血情况，1个月内禁止性生活、阴道冲洗及盆浴。

六、人流后月经不来了，且反复周期性下腹疼痛，该做什么检查？

人流后月经不来了，反复周期性下腹疼痛，应考虑宫腔粘连、宫颈管粘连的可能，可通过下列检查以明确诊断。

1.彩色超声检查　重度宫腔粘连患者，经阴道彩色超声检查可见宫腔内低密度粘连带。

2.子宫探针检查　对于宫颈管粘连且粘连较疏松者，探针检查可明确诊断，同时具有治疗作用，是最基础的检查方法。但是，子宫探针检查的部位单一，且在盲视下操作，只能简单分离宫颈管处粘连，对宫腔内粘连的程度、部位无法明确。

3.彩超引导下宫腔造影　此检查是在经阴道超声监测下，向宫腔加压注水，可显示宫腔的整体形态，对于宫腔粘连的诊断准确率要高于经阴道超声检查。

4.宫腔镜检查　是宫腔粘连诊断与治疗的金标准。与影像学检查相比较，宫腔镜检查可更准确、更直观地判断粘连的部位、范围、程度及类型，几乎不存在漏诊率，并可在诊断的同时进行治疗。

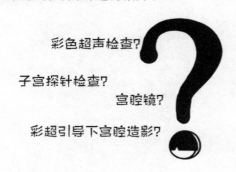

七、流产后，性生活有什么禁忌？

流产对宫颈和子宫内膜都有一定的损伤。宫颈和子宫内膜的损伤需要4~6周才能恢复，如在此期间进行性生活，阴道内寄居的细菌，可能会上行感染宫颈、宫腔、输卵管，甚至盆腔腹膜，从而引发盆腔炎，导致发热、下腹痛、宫腔粘连、继发不孕等不良后果，对女性的身体是一种非常大的伤害。

因此，流产后1个月内禁止性生活、阴道冲洗、盆浴、游泳、泡温泉等。

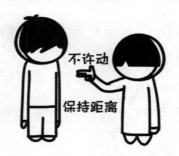